30秒 認知機能改善スクワット

本山 輝幸
Motoyama Teruyuki

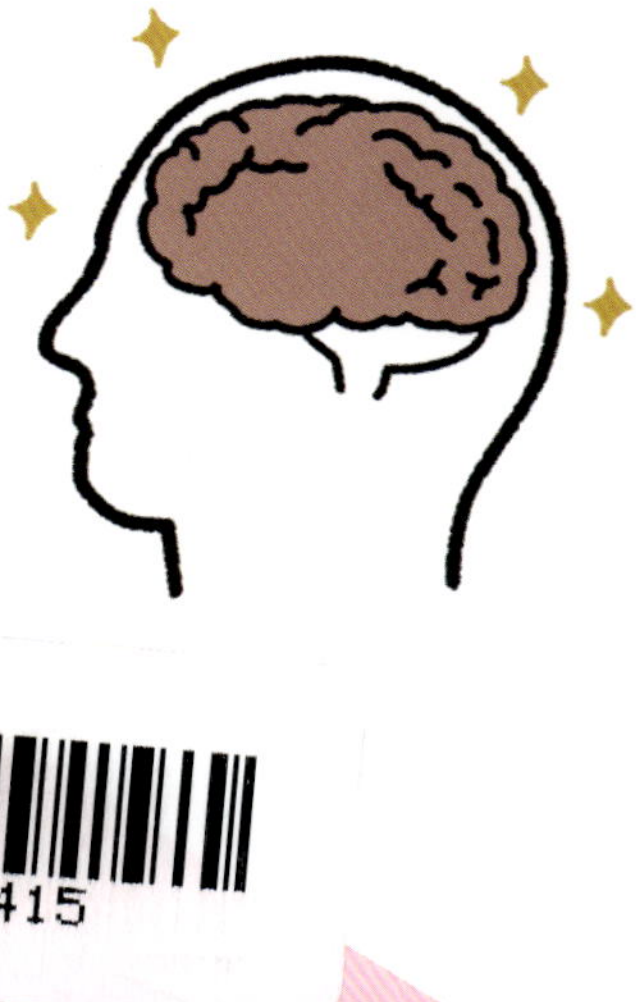

日本文芸社

はじめに

皆様は、認知症は治らないと思われますか？

確かに中度以上になると健常者に戻ることは難しいのが現状です。しかし、**早い段階であれば元に戻すことは可能**です。

病理学的にはアミロイドβ《ベータ》やタウたんぱくがなくなるわけではないので残念ながら完治とは言いにくい部分もありますが、認知機能が健常者レベルに戻り、**日常生活で何一つ不自由がなくなる状態を「治った」とするならば、私が指導した1000人以上の軽度認知障害（MCI：認知症の前駆段階）や初期の認知症の方々はその「治った」状態、つまり発症前の状態に戻ることができています。**

本書で紹介するトレーニングは、**筋肉と脳とをつなぐ感覚神経を再構築することで脳の代償作用や覚醒作用を促し、認知機能を向上**させます。そのためのメソッドをこの1冊に集約しました。

本山式感覚神経トレーニング（通称：本山式筋トレ）は認知症の予防・改善効果だけでなく健常者の認知機能向上も認められていますので、いま症状がない方もぜひとも健康なうちから始めて、認知症を予防していただきたいと思います。

最近では「認知症になっても住みやすい街づくりを」と自治体もがんばっています。もちろん素晴らしい取り組みですが、本音はやはり「認知症になりたくない」ではないでしょうか。日本人がなりたくない病気のダントツ１位が認知症ということがそれを物語っています。本書に掲載している貴重な体験談も参考になることでしょう。

これまで認知症は、早期発見は「早期絶望」と言われてきましたが、**早期発見は必ず「早期回復」につながります**。そのためにも不安や心当たりがあったら１日も早く専門医に診てもらい、場合によっては薬での治療も行ってください。そのうえでこの本も一緒にご活用いただければ幸いです。

本山輝幸

「最近、親が何回も
同じ話をする」
「今言ったばかりなのに
覚えていない」

家族にそんな症状があったり、
自分自身、少し忘れっぽくなったなと
感じることはありませんか？

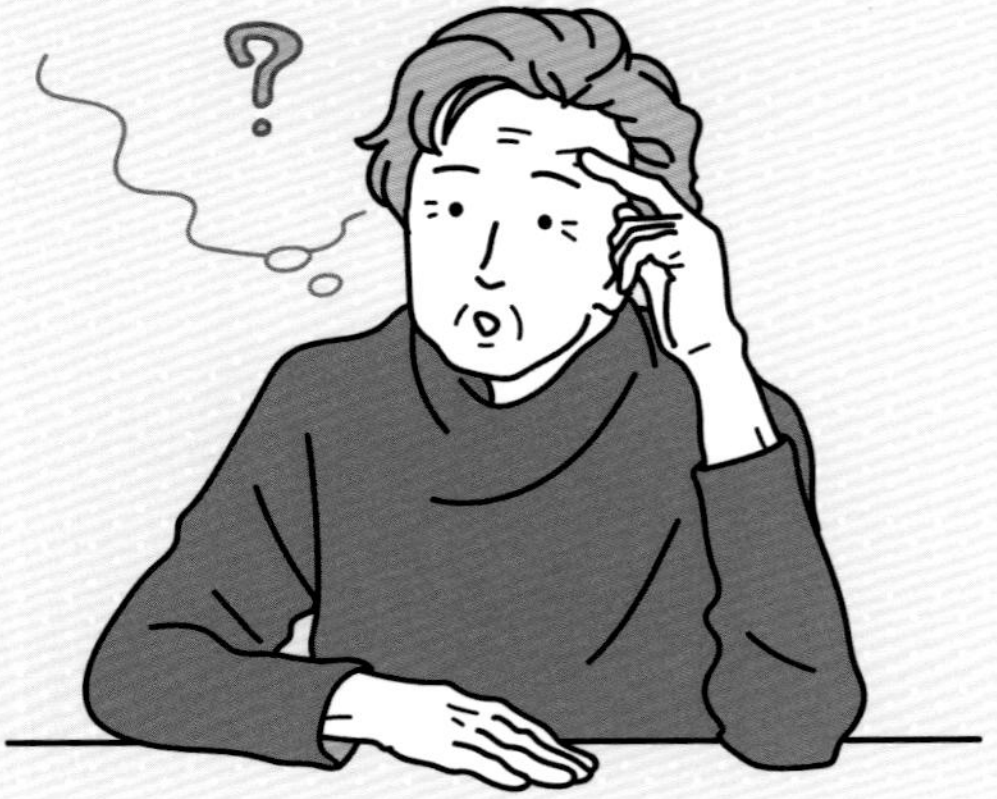

それは、

認知症初期または

認知症グレーゾーン（MCI）

かもしれません。

でも安心してください。

衰えた認知機能でも、

本書のメソッドを行えば、

必ず元のレベルまで戻ります！

脳機能回復のヒントとなるのが
『感覚神経』です。

感覚神経とは
痛みや疲れ、
寒い・暑いなどを
感じとる
神経のことで

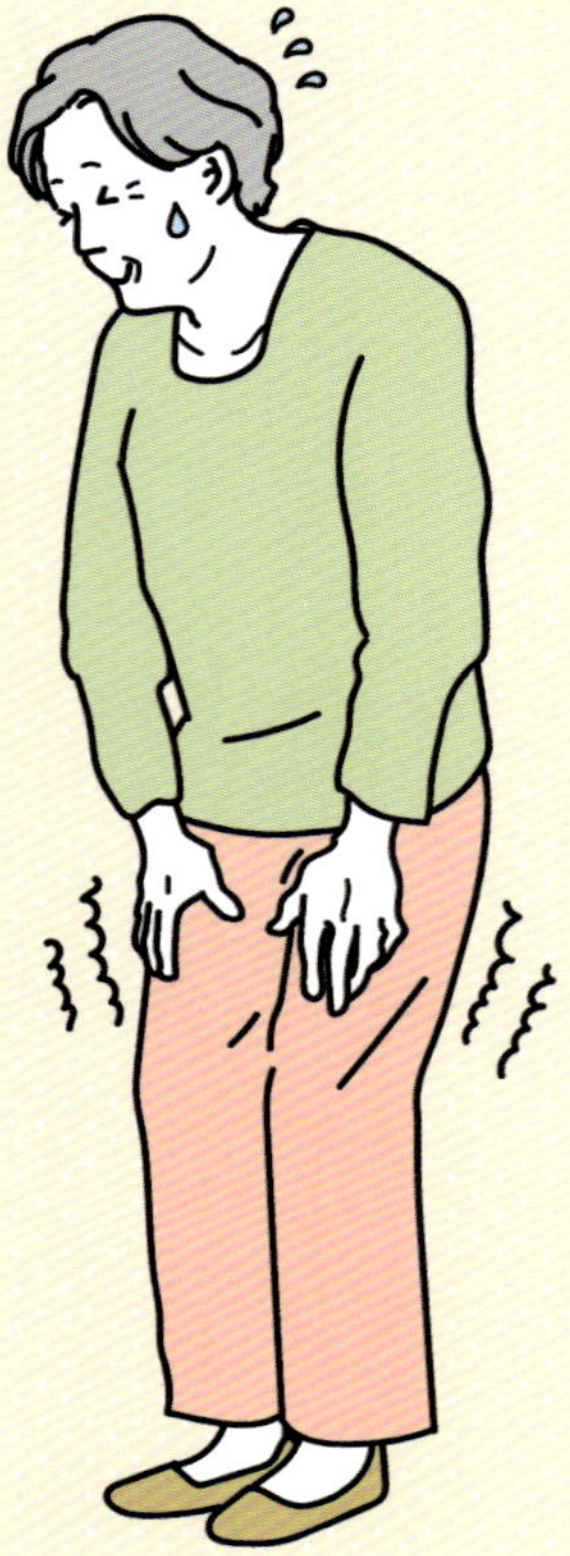

認知症の人は
その神経に
不具合が
あることが
わかりました。

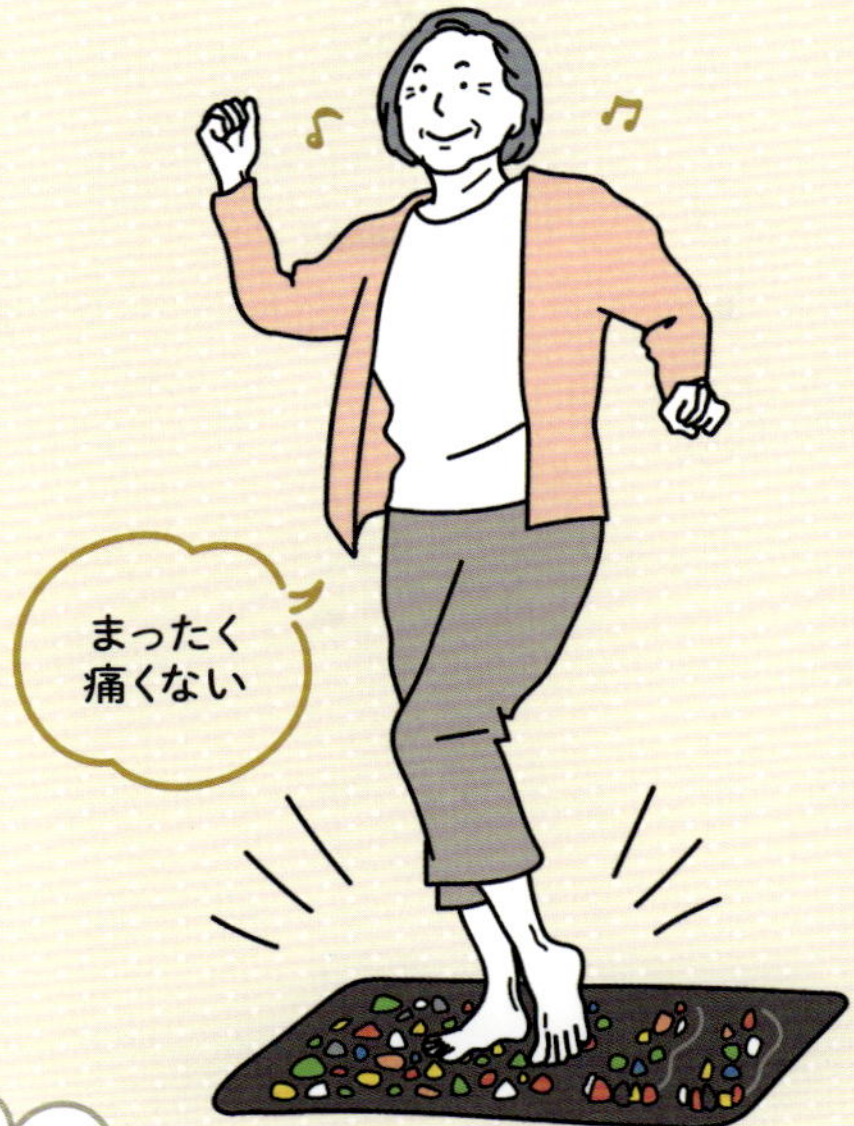

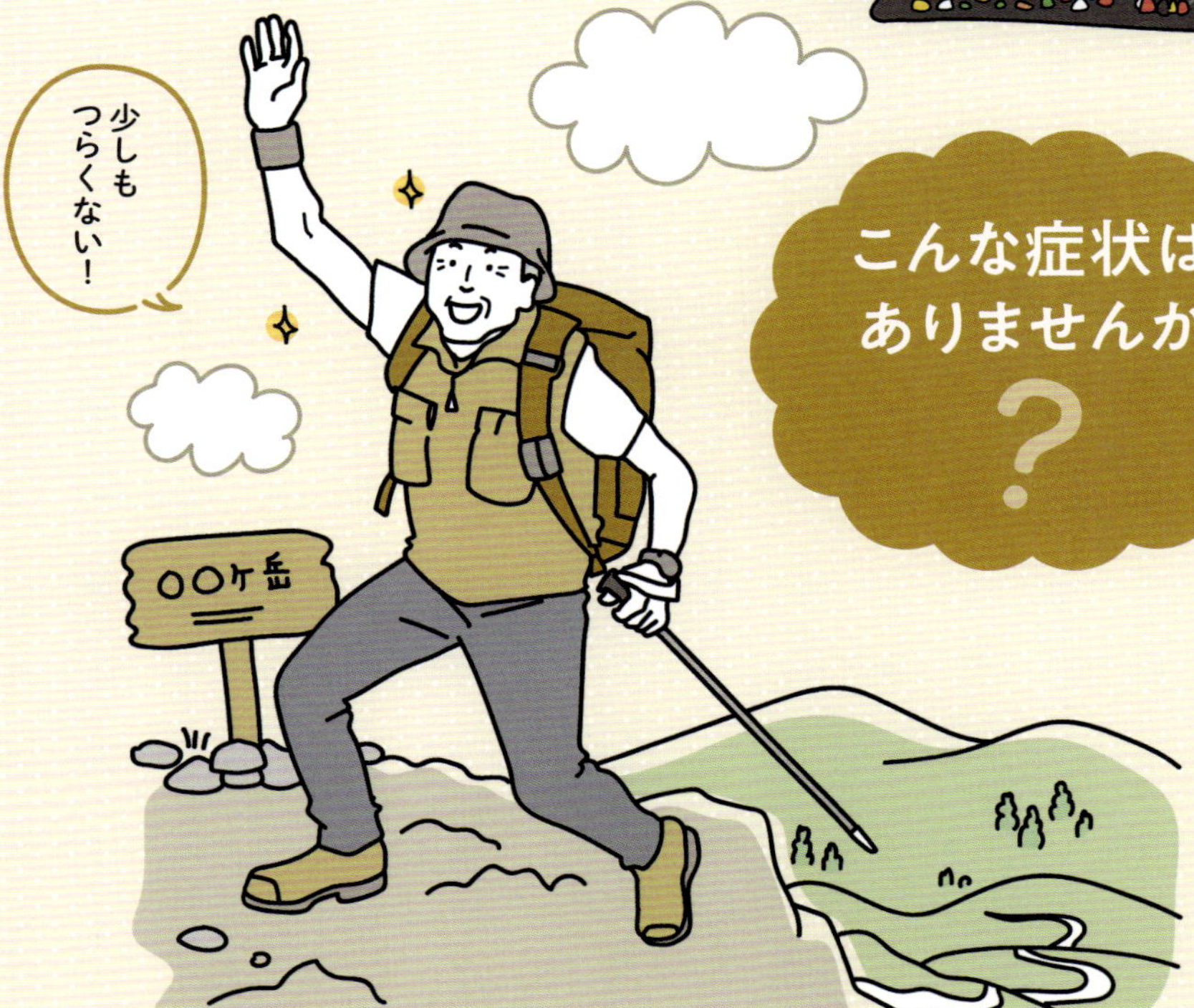

こんな症状は
ありませんか
？

長年、認知症は
不治の病
という印象があり、
進行を食い止めることしか
できないと
考えられていました。

しかし、本書で紹介する
本山式
認知機能改善30秒スクワット
を行えば、

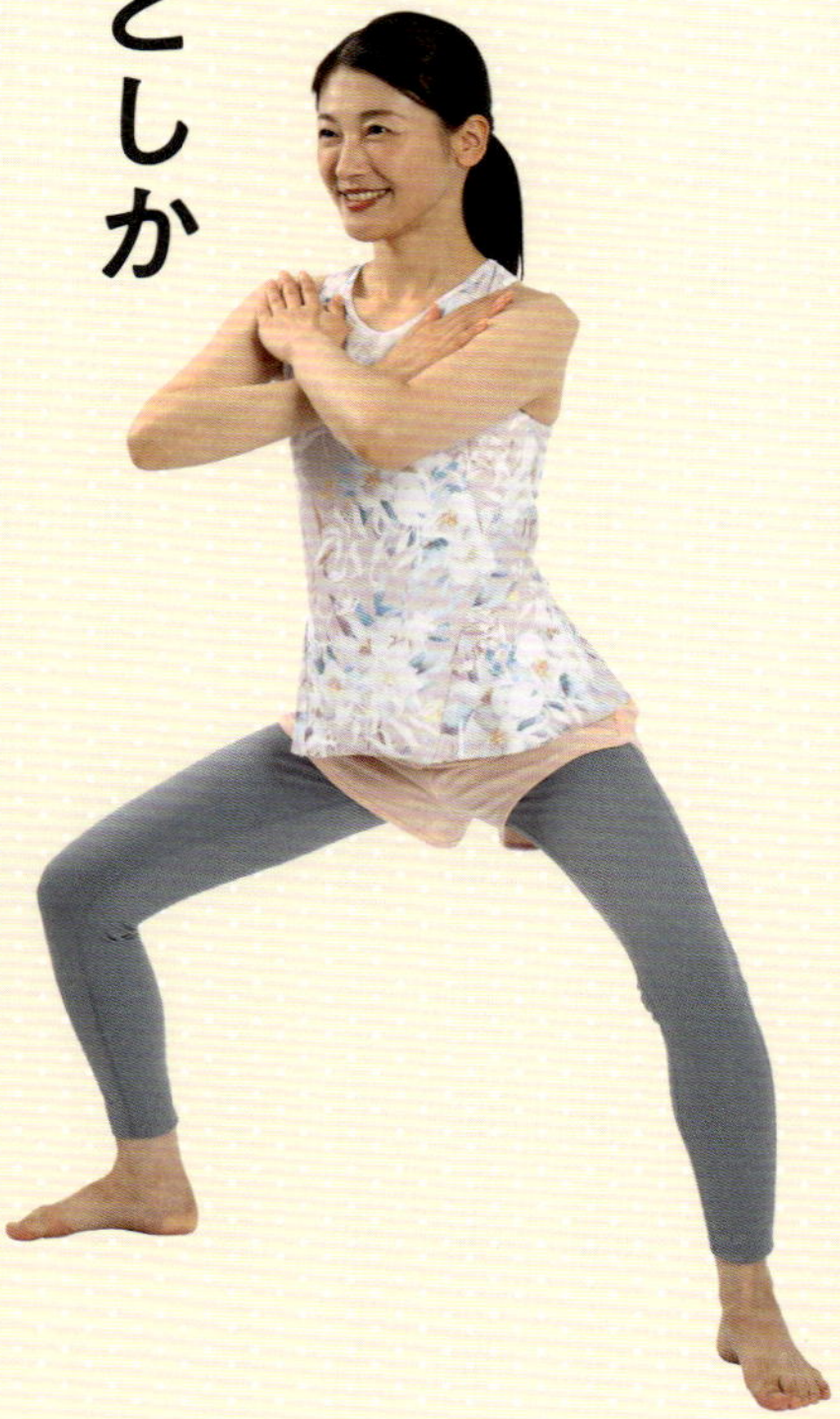

失ったはずの認知機能を元に戻し、
健常者と同じ、
もしくはそれ以上の
若い頃の記憶力に
戻すことができます。

自分や家族の違和感が気になる方は、
まずは次のページの
『10秒もも上げチェック』に
挑戦してみてください。

あなたの感覚神経レベルをチェック！

『10秒もも上げチェック』

脚を上げて、前ももにどのくらい痛みを感じるかのテストです。
痛みを感じにくい人ほど、認知機能の低下に注意が必要です。

※ご家族に行う場合は、「痛みが少ないと認知症の可能性がある」といった情報は伝えずに行なってください。

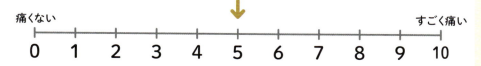

動画で動きをチェック

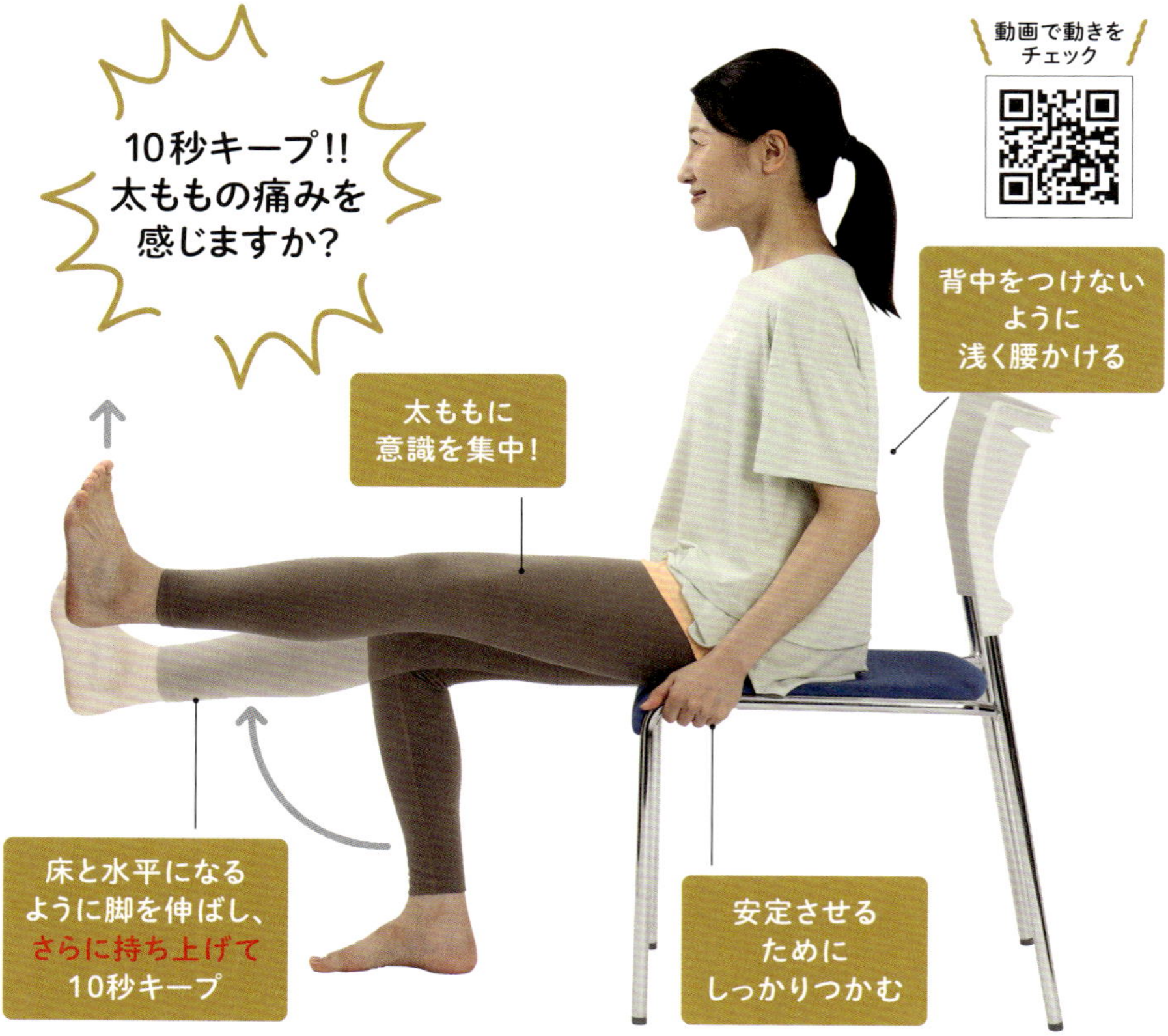
10秒キープ!!
太ももの痛みを
感じますか？
背中をつけない
ように
浅く腰かける
太ももに
意識を集中！
床と水平になる
ように脚を伸ばし、
さらに持ち上げて
10秒キープ
安定させる
ために
しっかりつかむ

結果は11ページへ

太ももの痛みは10段階でどのくらい？

痛くない　　　　　　　　　　　　　　すごく痛い

0　1　2　3　4　5　6　7　8　9　10

もし**痛みレベルが0～3**の場合は、
感覚神経がにぶっている
（認知機能が低下している）
可能性があるので
一度病院へいって検査をしてみましょう。
焦らなくても大丈夫です。

本山式
認知機能改善30秒スクワット
で刺激をあたえ続ければ
再び痛みを感じられるようになり、
MCIや認知症初期の段階なら
必ず元に戻すことができます。

「10秒もも上げチェック」の結果

痛みレベル 5以上	まだ大丈夫！ MCI・認知症の可能性は低いです。
痛みレベル 2か3	もしかしてMCIかもしれません。 病院で検査をしてみましょう。
痛みレベル 0か1	認知症の可能性があります。 病院で検査をしてみましょう。

本山式感覚神経トレーニングで認知機能はここまでよみがえる！

私が考案した「本山式感覚神経トレーニング」は、働きの鈍った感覚神経を再生させる筋力トレーニングです。このプログラムを20年以上指導してきた中で、**100人以上のMCI、認知症初期の方たちが正常な認知機能を取り戻しました。**

左ページにあるデータはその一例です。この調査では**70歳以上のMCIの方、同様の健常者の方を対象**として、筋トレ前後の認知機能の変化を比較しました。週1回のペースで45分間の運動メニューを合計11回、3カ月にわたって行ったものです。

その結果、どちらのグループにも認知機能の改善が見られました。とくに**MCIの方たちは、全員の認知機能が健常者レベルとなり、記憶能力が筋トレ前の2・5倍**にもなったのです。健常者のグループでも1・5倍の記憶能力の向上が見られ、一般の方にもこのトレーニングが有効であることもわかりました。

本書で紹介する「本山式認知機能改善30秒スクワット（74ページ参照）」は、この実績ある運動プログラムのエッセンスを詰め込んだものです。感覚神経の感度を上げたい方、認知機能の改善をはかりたい方は、ぜひお試しください！

トレーニングですべての認知機能がめざましく向上

■MCIの高齢者　トレーニング前後の認知機能

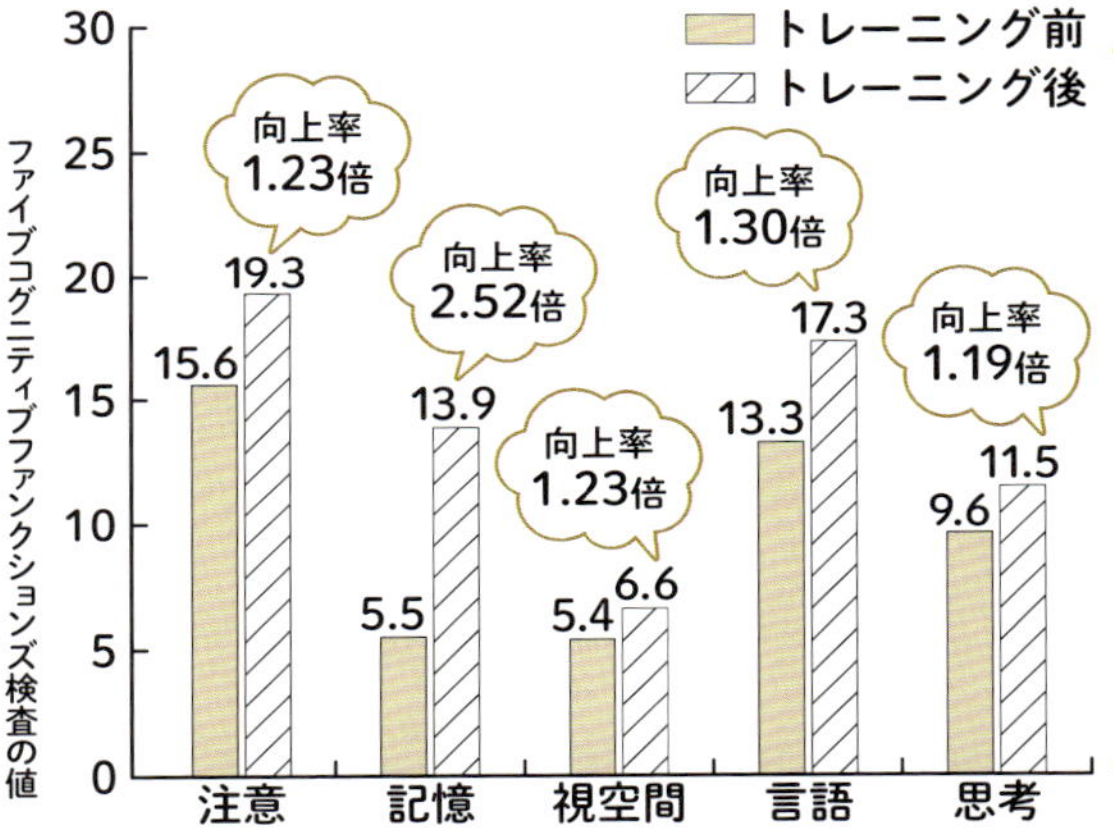

全員の認知機能が健常者レベルに回復！
記憶能力はトレーニング前の2・5倍に

■一般の高齢者（健常者）　トレーニング前後の認知機能

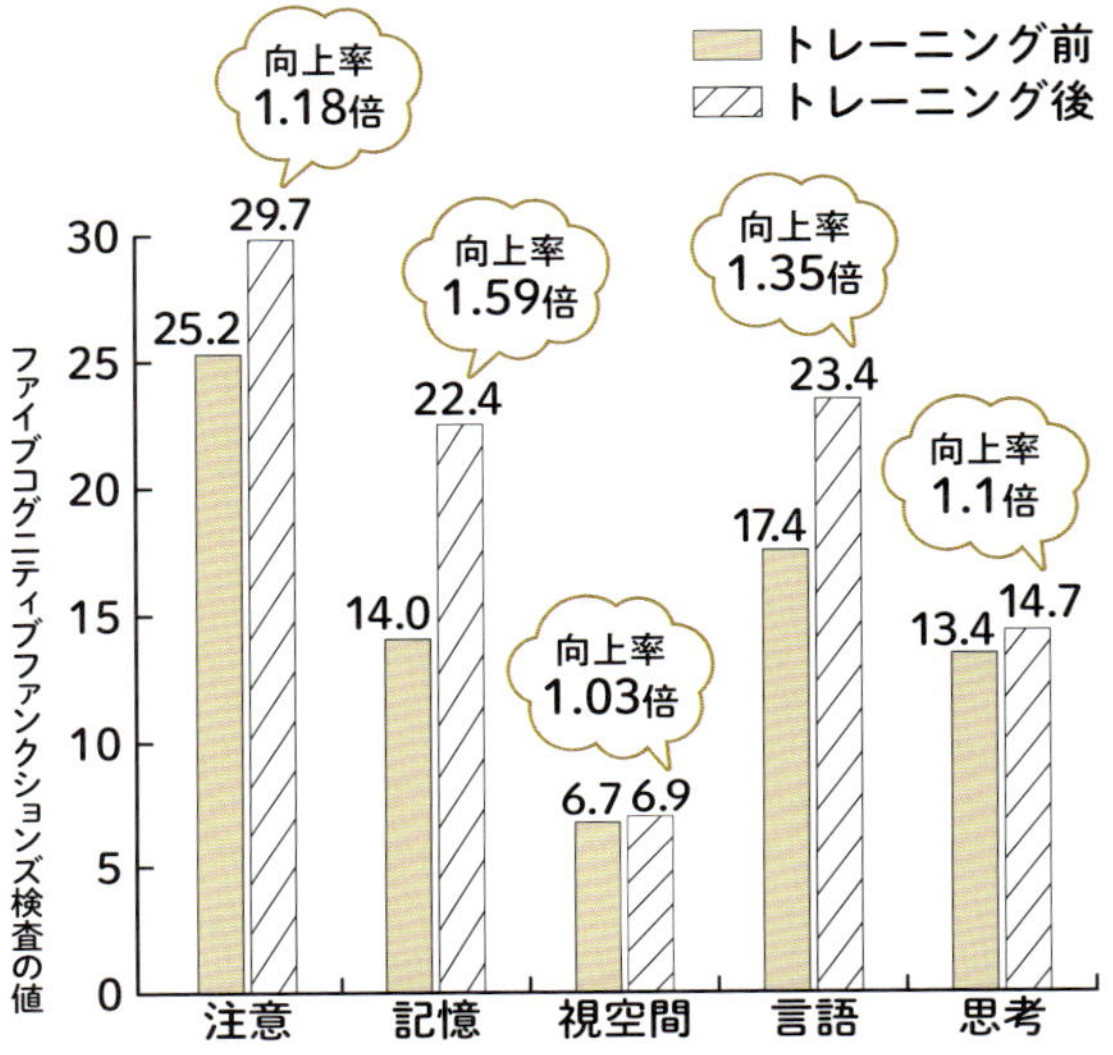

健常者のグループも記憶能力が1・5倍に！
そのほかの認知機能もすべて向上

※出典：『臨床スポーツ医学』2012年６月号（文光堂）

体験者の声

私たちMCI&認知症初期から回復しました!

若年性アルツハイマーの診断から本山式筋トレで劇的に改善!毎日が楽しく幸せで、長生きしたい

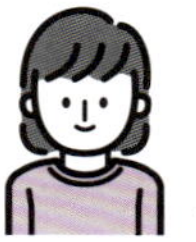

田中富美子さん
（女性67歳
訪問ヘルパー）

完璧主義の私は、母の介護、仕事、責任者を務める習い事など、あらゆる場面で自分を追い込むような毎日を過ごしていました。**そして60歳のとき、医師から若年性アルツハイマーと診断されました。**はっきりと自覚はしていませんでしたが、会社では何度か倒れて救急車で運ばれたり、家では何かに取り憑かれたように不安になって泣きじゃくったり、壁を叩いたりするなどパニックとうつ状態を起こすことがありました。それも認知機能障害の症状だったようです。

頭の中に綿をパンパンに詰められ、その中の小さな穴からものを見ているような感覚で、今日1日のことすら思い出せないもどかしい日々。毎日泣いてばかりいた私を心配した姉が、本山先生が指導するクリニックを見つけてくれました。ですが、駅から病院までもまともに通うことができず、予約をキャンセルしてしまうことも

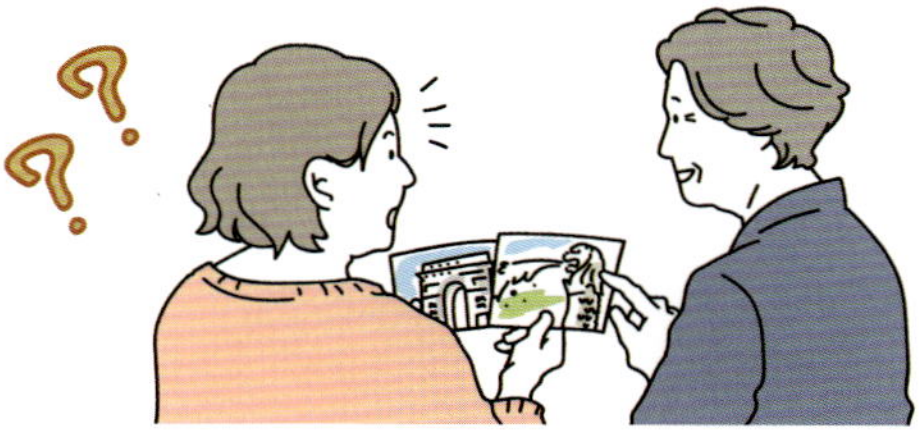

しばしば。認知機能トレーニングのデイケアに参加しても「私はダメだぁ！ 治るはずなんてない、生きていても仕方ない！」と泣いてばかりでした。

そんな状態ではありましたが、週に2回の本山式感覚トレーニングだけはなんとか続けていました。当時は、いくら歩いても筋トレをしても、痛みも疲れも感じませんでした。**3年たった頃、ふと、暗闇の中の突破口を見つけたように「本山先生を信じてみよう！」と思ったんです。**今思えば、これが先生の言う**感覚神経がつながった瞬間**だったのではないかと思います。そこからは焦らず、前向きに筋トレを続けました。その結果、筋肉に刺激や痛みを感じるようになり、徐々に頭の中に詰まっていた綿が消え、すっきりクリアになりました。

診断から4年目。若年性アルツハイマーと診断した医師は回復した私を見て、首をかしげながら「こんなことがあるんだ」と不思議がっていました。症状がひどかったときのことはいまでも何一つ思い出せません。当時、私を気遣った姉は何度か海外旅行に連れて行ってくれたそうですが、写真を見せられても本当なのかと思うほど。それほどひどい状態だった私ですが、いまでは仕事も日常生活も問題なく暮らしています。毎日が楽しく幸せすぎて、1日でも長生きしたいと思っています。

体験者の声

私たちMCI&認知症初期から回復しました!

海馬が萎縮して「1年後には寝たきり」宣告 そこからまさかの海馬が回復!

40年以上にわたって主人と2人で飲食店を営んでいましたので、自分がぼけることはないと思っていましたが、少しずつオーダーや簡単な計算を間違ったりするようになりました。年齢的にも仕方ないと思っていたのですが、主人は不安があったのか、私を近所の総合病院に連れて行きました。**数日かけて検査をした結果はアルツハイマー型の認知症。医師からは「海馬の萎縮と損傷が進んでいて、このままだと1年後には寝たきりになる可能性もあるので覚悟をしておいてください」**とまで言われ、その時のショックは言葉ではとても言いあらわせません。隣で聞いていた主人は茫然《ぼうぜん》として目には涙がにじんでいました。帰宅しても何をしてよいのかわかりませんでしたが、主人と何でもやってみよう!と話し合い、藁《わら》にもすがる思いで本山先生がデイケアにいるクリニックで指導を受けることにしました。

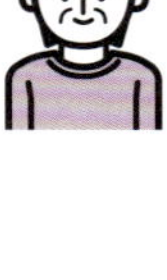

Kさん
（女性70代
飲食店経営）

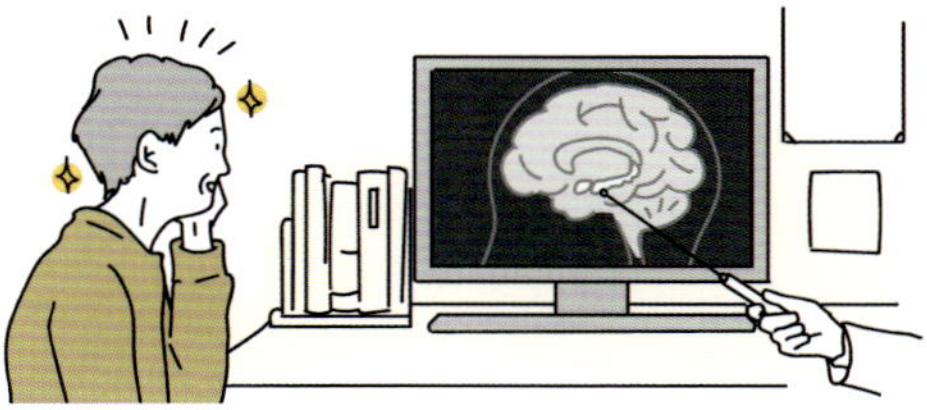

30名ほどの仲間たちと一緒に筋トレを行いましたが、**筋肉の刺激を脳で感じ取るようにする**という意味もよくわからないまま月日が過ぎました。しかし、**3カ月を超えたころから筋トレをしているときに筋肉の痛みを感じるようになったのです。**そのころから頭の中のモヤモヤしたものが晴れていくような気がしたことを覚えています。

遠距離だったため週に1度しか通えませんでしたが、2年ほどがんばって通いました。クリニックで認知機能テストを実施してもらったところ非常によい結果が出ましたので、近所の総合病院でも2年ぶりに精密検査をしてもらいました。医師は海馬の画像をみながら**「海馬が回復しています。こんなことがあるのかな」**と驚いたように言いました。認知テストもまったく問題ないレベルまで達しました。

今も元気に主人と二人で飲食店を続けています。仕事はもちろん日常でのミスもほとんどなくなりました。それだけでなく、**認知症と診断される前よりも確実に笑顔が増え、日々の幸せをひしひしと感じられるようになったんです。**同じ思いを抱えて悩んでいる方に、焦らずコツコツ努力をすることで、病気は克服できるということをお伝えできたら幸いです。

体験者の声

私たちMCI&認知症初期から回復しました！

夫が認知症になり寝たきり状態に階段の上り下りを続けて半年で認知機能がメキメキ向上！

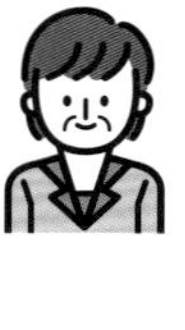

Sさん
（女性70代
パート勤務）

夫が初期のアルツマイマー型認知症と診断され、ふさぎ込んでしまいました。そこからみるみる体力が衰え、寝たきりに近い状態になってしまったんです。

少しでも夫を何とかしたくて、K市主催の認知症予防の講演会に参加しました。そこで講師をされていたのが本山先生です。何かヒントになることを聞きたかった私は、講演会が終わった後、先生に夫の状態を説明しました。先生は**「坂や階段があったらゆっくりでよいので、太ももに意識を集中しながら上り下りしてください」**とアドバイスをしてくださいました。さらに続けて**「太ももの筋肉に刺激がわかるようになれば、認知機能の状態もよくなるはずですよ」**と言ってくださったのです。

自宅は平屋なので階段はありませんでしたが、近所の歩道橋で実践してみることにしました。渋る夫の手を引きながら、階段をゆっくり3往復、30分ほどかけて上

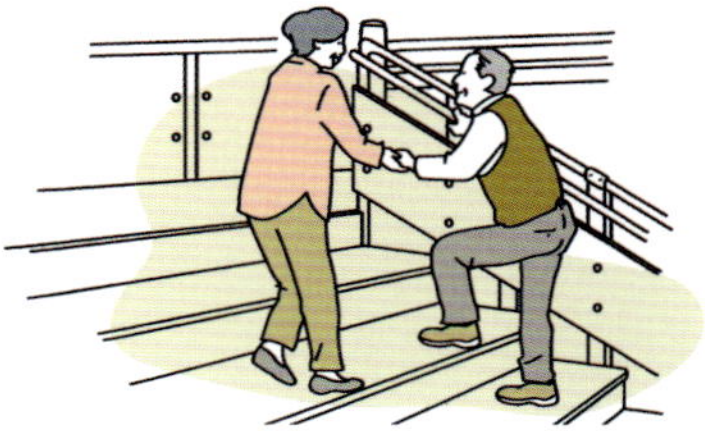

り下りしました。ですが、夫は太ももの痛みも、何の痛みも感じないと言います。

諦めずに雨の日以外は毎日実践しました。3カ月くらいまでは変わらない状態が続いたのですが、**4カ月たった頃、「少しずつ太ももを使っているときの感じがわかるようになってきた」と突然夫が言ったのです。**そこからの回復は早かったです。驚くことに、自らテレビを観てラジオ体操をするようになりました。さらに半年後には近所のコンビニまで1人で買い物に行けるようになりました。この間まで寝たきりのような状態だったとはとても思えないくらいです。

病院での脳機能検査では「認知機能の向上が見られます。普通のレベルまでもう少し」とのことでしたが、夫婦で絶望を感じていた頃のことを考えると、今は希望が見えているのでとても前向きです。

先生のアドバイスを元に運動を始めてからちょうど1年後に同じ会場で先生が講演会をされましたので、終了後に1年の経過をお話しさせていただき、お礼をお伝えできました。本山先生は「ご夫婦でよくがんばりましたね」と言ってくださいました。私の目には自然と涙があふれていました。そのときに頂戴した名刺は、今でも私たち夫婦のお守りになっています。

体験者の声

私たちMCI&認知症初期から回復しました!

疲れ知らずのスーパーおばあちゃん MCIと診断されて本山式筋トレに挑戦 わずか3カ月で認知検査クリア

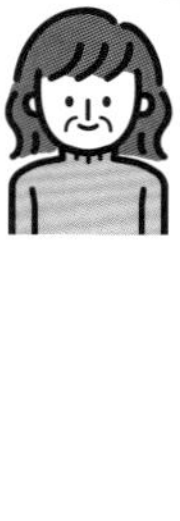

Nさん
（女性80代
元公務員）

当時84歳でしたが、暑い中、朝から夕方まで庭の草むしりをやっても疲れを知らず、孫たちから「おばあちゃんはスーパーマンだね」と言われることが自慢だった私。あるとき私の行動に不安を感じた娘に連れられ、病院を受診しました。診断結果は軽度認知障害（MCI）で、本当に驚きました。そして、その医師に本山先生を紹介していただき、本山式感覚神経トレーニングを受けることになったのです。

トレーニング前に、『10秒もも上げチェック』で感覚神経をチェックしました。脚を上げたときに**「太ももに痛みは感じたか」**と聞かれましたが、**私はまったく何も感じませんでした。『疲れを感じない体力自慢の人、異常な暑さや寒さが平気な人、どんなに動いても筋肉痛がない人』は感覚神経がにぶい可能性が高い**そう。まさに私のことでした。そのような人たちは体を動かしても、その刺激が脳まで届かず認知機能が衰えやすいので、体を動かしたときには**〝疲れを自覚する〟**ことが大切だというのです。

それからというもの、私は教わった筋トレを続けながら、坂や階段を上るときには**太ももに意識を集中させるくせ**をつけました。なかなか痛みを感じることができませんでしたが、3カ月たった頃、筋肉の痛みや疲れを感じるようになったのです。

半年後、改めて認知機能検査を受けたところ、心理カウンセラーの先生に「大変素晴らしい点数です」とほめられ、**毎年受けている体力測定では前回よりも筋肉量、骨密度がアップ**し、周りの人からもほめてもらいました。半年間でこんなに変わるのだと自分でも本当に驚いています。

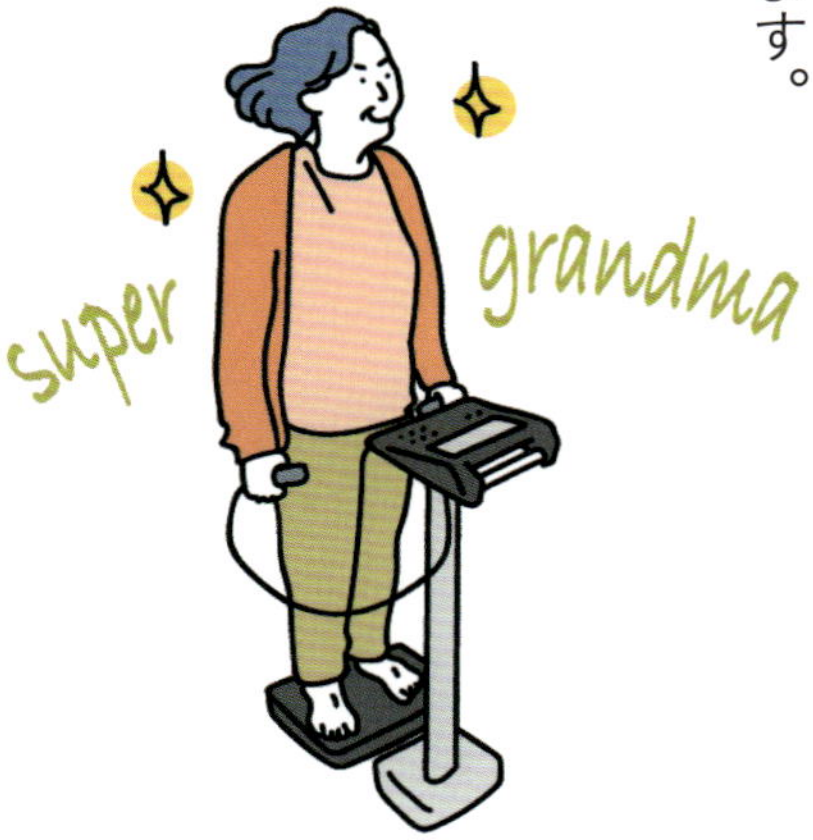

E N T S

認知機能改善30秒スクワット

全トレーニング動画付き！

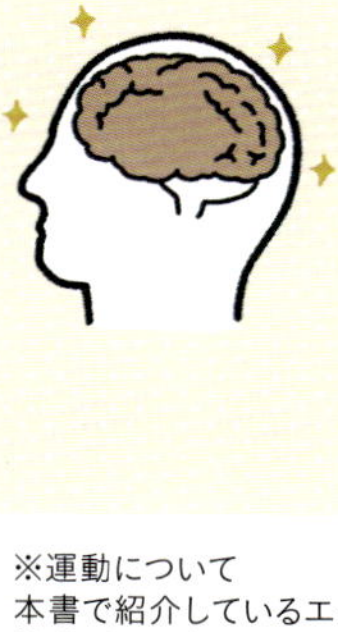

※運動について
本書で紹介しているエクササイズは、あくまでもご自身の判断にて行うようお願いいたします。体調に不安のある方、持病がある方などは専門の医師にご相談ください。また、効果の出方には個人差がありますので予めご了承ください。

本書の内容実施による事故、クレーム等は当社ではお受けできません。

CONT

CONTENTS

PART
1

なぜ認知症になってしまうのか

実は認知症患者数が多い日本。

なぜ認知症になってしまうのか、認知症患者と健常者の脳の違いとはなんなのかについて詳しく説明します。

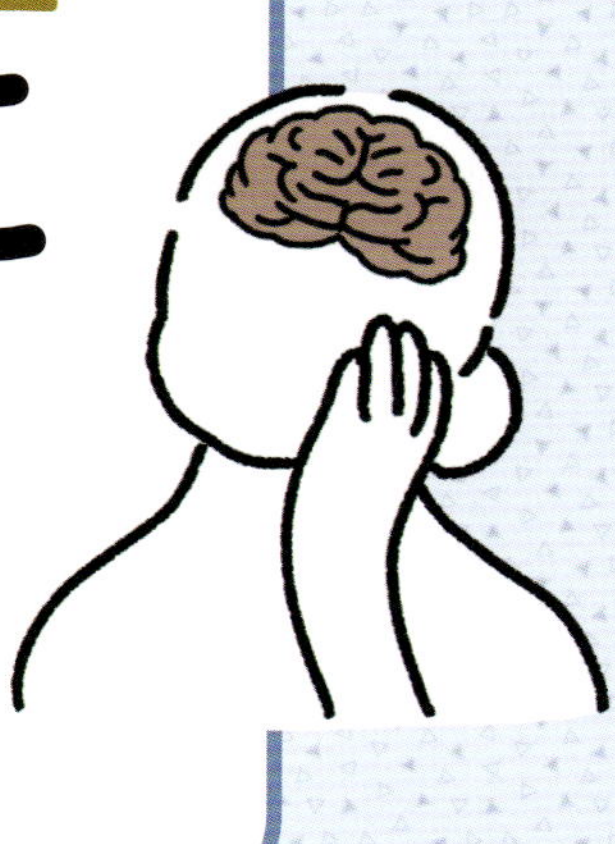

認知症の現状

65歳以上の4人に1人が認知症を患う時代がきた

「人の名前が出てこない」「覚えたことをすぐに忘れる」。そんな悩みをもっている方が、高齢化社会の日本で増え続けています。

※厚生労働省研究班の調査・推計によると、２０２２年の時点で**65歳以上の認知症の方は４４３万人、同じく軽度認知障害（以下、ＭＣＩ）の方は５５９万人でした。両方を合わせた１００２万人という数字は、65歳以上の人口の27・８%にあたり、およそ４人に１人が認知症または認知症予備軍になっている**ことになります。

こうした傾向は日本だけではありません。ＷＨＯ（世界保健機関）の２０２３年３月の発表によれば、現在、全世界の認知症患者数は５５００万人を超え、毎年およそ１０００万人の新規発症者を生んでいるとのことです。

左ページのグラフをご覧ください。これはＯＥＣＤ（経済協力開発機構）が加盟

※厚生労働省　令和５年度「認知症及び軽度認知障害の有病率調査並びに将来推計に関する研究」。2022年の調査を2024年5月に公表。

日本の認知症患者数は世界トップクラス

国の認知症患者数を調査したもので、日本の認知症患者数は世界有数となっています。その背景には食生活の欧米化、運動不足などのほか、体への負担が少ない生活様式が、感覚神経の機能低下を招くことも大きな理由ではないかと考えられます。

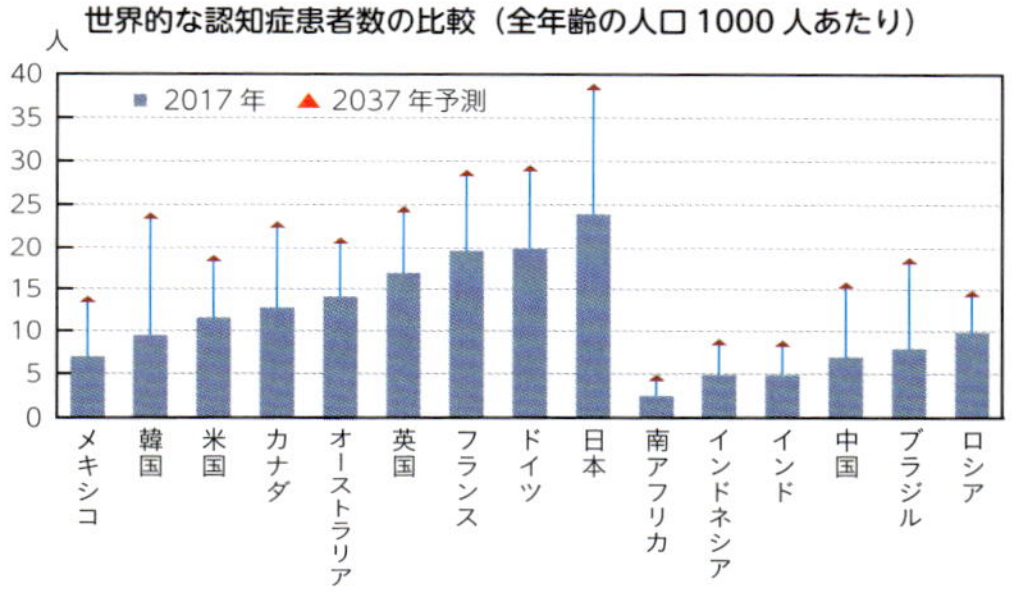
世界的な認知症患者数の比較（全年齢の人口 1000 人あたり）
人
40
35
30
25
20
15
10
5
0
2017 年
2037 年予測
メキシコ
韓国
米国
カナダ
オーストラリア
英国
フランス
ドイツ
日本
南アフリカ
インドネシア
インド
中国
ブラジル
ロシア

注）OECD(2018),Care Needed: Improving the Lives of People with Demential による。

資料）OECD,Trends Shaping Education 2019, Figure 4.3. より一部抜粋

日本に認知症患者が多い理由

平均年齢（寿命）の高さ

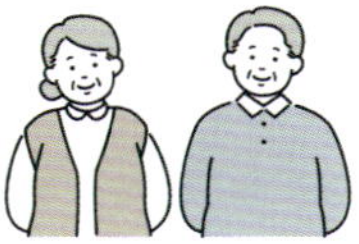

食生活の欧米化

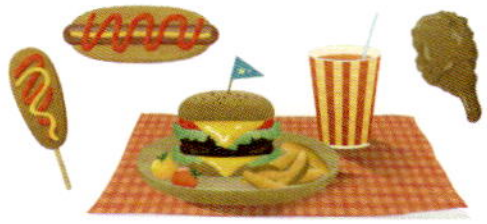

運動不足

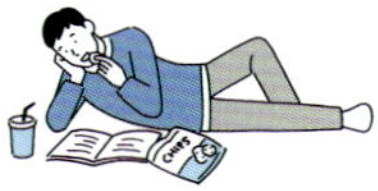

高齢者の社会的な孤立

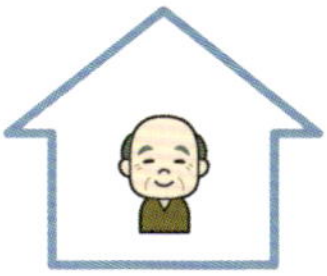

体への負担が少ない生活様式

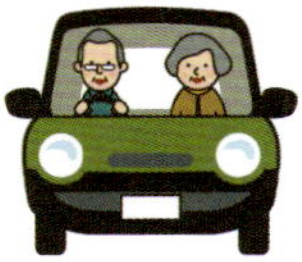

認知症になる方が増加傾向にあるのは、体にラクをさせる、過保護なほどの生活がその元凶のひとつと考えられています。

認知機能テスト

1

A～Dの絵をすべて覚えてください。後で、まとめて解答していただきます。まずはAの4つの絵を1分間見てください。B～Dもそれぞれ1分間ずつ見て覚えましょう。

A

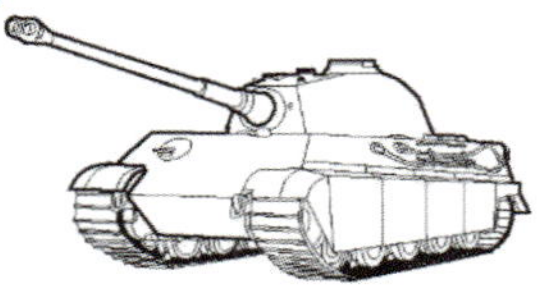

戦車　ヒント 戦いの武器

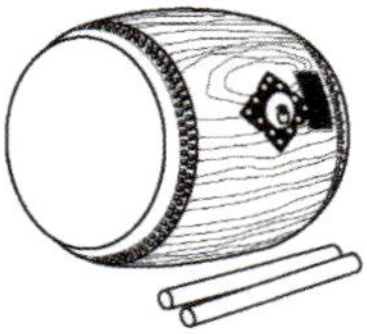

太鼓　ヒント 楽器

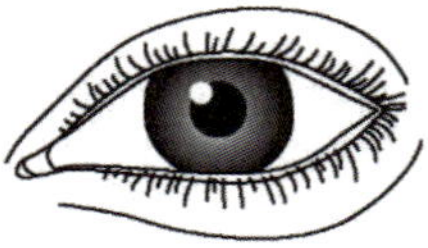

目　ヒント 体の一部

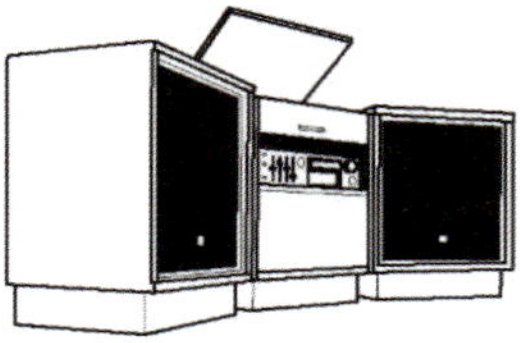

ステレオ　ヒント 電気製品

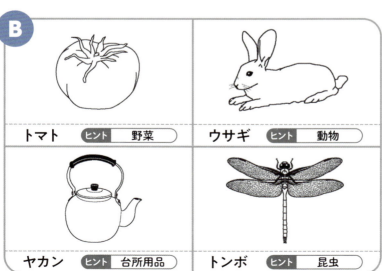

B

トマト　ヒント 野菜

ウサギ　ヒント 動物

ヤカン　ヒント 台所用品

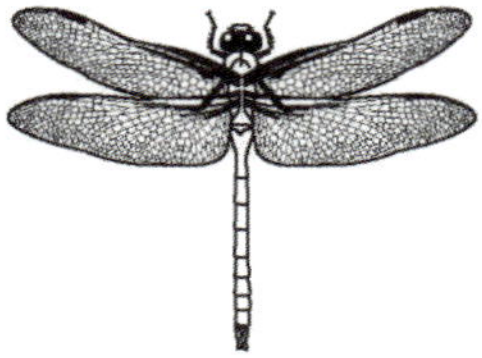

トンボ　ヒント 昆虫

この本のトレーニングを開始する前に、今の認知機能がどのくらいかを確認してみましょう。このテストは、実際に75歳以上の方の運転免許更新時に行われる認知機能検査を元に出題しています。

出典：警察庁ホームページ「認知機能検査について」より抜粋

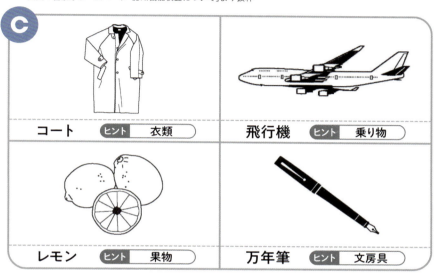

C

コート　ヒント　衣類

飛行機　ヒント　乗り物

レモン　ヒント　果物

万年筆　ヒント　文房具

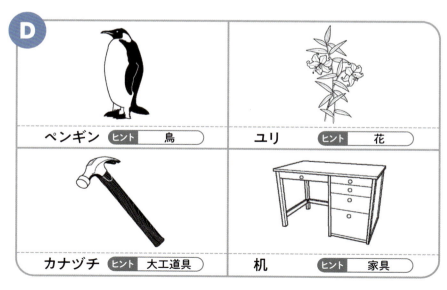

D

ペンギン　ヒント　鳥

ユリ　ヒント　花

カナヅチ　ヒント　大工道具

机　ヒント　家具

2 下の枠内の「1と4」にすべて斜線を引いてください

※コピーして使用することをおすすめします
※何度かチャレンジする場合は、1と4に限らず、3と7にするなど、数字を変えて
行ってみてください。　※この問題に点数はつきません

9	3	2	7	5	4	2	4	1	3
3	4	5	2	1	2	7	2	4	6
6	5	2	7	9	6	1	3	4	2
4	6	1	4	3	8	2	6	9	3
2	5	4	5	1	3	7	9	6	8
2	6	5	9	6	8	4	7	1	3
4	1	8	2	4	6	7	1	3	9
9	4	1	6	2	3	2	7	9	5
1	3	7	8	5	6	2	9	8	4
2	5	6	9	1	3	7	4	5	8

自由解答

3

3分以内に28、29ページでみた絵をできるだけすべて思い出して書いてください。思い出した順に書いてかまいません。

※コピーして使用することをおすすめします

1	9
2	10
3	11
4	12
5	13
6	14
7	15
8	16

手がかり解答

4 3分以内にヒントを手がかりに、もう一度思い出してできるだけすべて書いてください。

※コピーして使用することをおすすめします

1 ヒント 戦いの武器	9 ヒント 衣類
2 ヒント 楽器	10 ヒント 乗り物
3 ヒント 体の一部	11 ヒント 果物
4 ヒント 電気製品	12 ヒント 文房具
5 ヒント 野菜	13 ヒント 鳥
6 ヒント 動物	14 ヒント 花
7 ヒント 台所用品	15 ヒント 大工道具
8 ヒント 昆虫	16 ヒント 家具

5 携帯電話や時計などを見ずに、2分以内に下記の質問に答えてください（最大15点）

質問	答え	
今年は何年《なんねん》ですか？ （西暦でも和暦でも構いません）	年	0 or 5点
今月は何月ですか？	月	0 or 4点
今日は何日ですか？	日	0 or 3点
今日は何曜日ですか？	曜日	0 or 2点
今は何時何分ですか？ （だいたいで構いません）	時　分	0 or 1点

15点中　　点

3、4の採点方法（最大32点）

3の自由解答 ＋ 4の手がかり解答 ＝ 両方正答……2点

3の自由解答 のみ正答……2点

4の手がかり解答 のみ正答……1点

3、4の点数　点 ＋ 5の点数　点 ＝ 合計　点

1回目（　月　日）	点
2回目（　月　日）	点
3回目（　月　日）	点
4回目（　月　日）	点

総合点が36点未満の場合は、認知症のおそれがあります。でも、安心してください。この本のトレーニングを行えば、必ず認知機能は元に戻ります。トレーニングを続けながら、時々このテストにチャレンジをして点数がどのように変わっていくのかを実感してみてください。

認知症の種類

認知症患者の60%以上がアルツハイマー型認知症

認知症とは「脳の神経細胞の働きが衰えることで認知機能（記憶、判断力など）が低下し、社会生活に支障をきたすようになった状態」です。ひと口に認知症といっても、その原因や病状はさまざまで、大きく4つに分類できます。

※本書はアルツハイマー型認知症、レビー小体型認知症の方を対象としています。

全体の60%以上

アルツハイマー型認知症

認知症の中で最も患者数が多く、脳血管性認知症との合併型を合わせると全体の60%以上を占めます。脳の神経細胞にたまった「アミロイドβ（ベータ）」というたんぱく質が神経細胞を壊し、脳の萎縮（縮む）が起きて発症します。

特徴と症状

- 昔のことは覚えているが、最近のことは忘れる
- 軽い忘れ物のような症状から始まり、行動そのものを覚えていない
- 時間や場所の感覚がない、徘徊（はいかい）、失禁、性格の変化

レビー小《しょう》体《たい》型認知症

レビー小体という特殊なたんぱく質が脳にたまり、脳の神経細胞を破壊することで発症します。レビー小体が脳にたまる原因は未解明です。

特徴と症状

- 現実にはないものが見えるなどの幻視の症状
- 妄想に発展し怒り出す
- うつ病や睡眠時の異常行動
- 手足の震えや体のこわばり、歩行障害

脳血管性認知症

認知症全体の約20％の患者さんがこのタイプです。脳梗塞などの脳血管障害によって脳細胞への血流が阻害され、脳細胞の一部が死んで発症します。

特徴と症状

- 障害を起こした脳の部位によって症状は異なる
- 歩行障害、手足のしびれ、言葉が出にくい、意欲低下、不眠
- 血管障害を再発する度に症状が重くなる（再発しなければ進行しない）

前《ぜん》頭《とう》・側《そく》頭《とう》型認知症

脳の前《ぜん》頭《とう》葉《よう》や側《そく》頭《とう》葉《よう》が萎縮することで発症します。50～60代に多く、10年以上かけてゆっくりと症状が進行していくケースがほとんどです。

特徴と症状

- 感情の抑制が利かない
- 万引きなど社会のルールが守れなくなる
- 性格がガラリと変わる
- 時間や場所にこだわり、同じ行動を頑固に続ける

原因を知ろう1

なぜ認知症になってしまうのか

「アルツハイマー型認知症」は、アルツハイマー病によって脳が数十年かけて縮む（萎縮する）ことで、記憶したり話したりといった認知機能が低下する病気です。**アルツハイマー病の発症のしくみは諸説ありますが、「アミロイドβ《ベータ》」や「タウ」といった、異常なたんぱく質が脳にたまることが原因とされています。**

「アミロイドβたんぱく」は脳内に生じる老廃物です。本来は睡眠中に排出されるものですが、加齢などの影響でうまく分解・排出がされないと、脳内にたまって神経細胞の働きを害します。アミロイドβたんぱくが集まると、「老人斑《ろうじんはん》」という斑点状の塊が見られるようになるのも特徴です。

さらに、脳の神経細胞内に「タウたんぱく」と呼ばれるたんぱく質のゴミが蓄積すると、神経細胞の働きが悪くなり、やがて死滅するといわれています。集まった

認知症は、脳にゴミがたまった状態

タウたんぱくは「神経原線維変化《しんけいげんせんいへんか》」と呼ばれる、糸くず状の物質をつくります。こうして神経細胞がおかされると記憶をつくる海馬《かいば》から始まり、次第に大脳皮質全体に病変が拡大。20～30年かけて脳が萎縮していき、認知症が進行していきます。

健康な脳　　**アルツハイマー型認知症の脳**

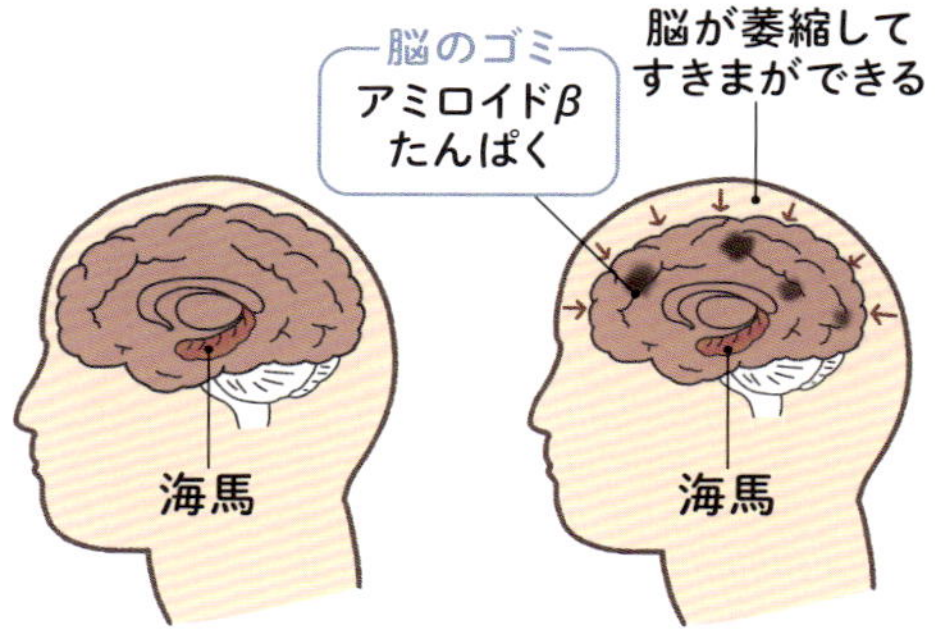

アミロイドβたんぱくがたまると、神経細胞間の情報伝達を妨害し、脳の萎縮を進行させます。海馬、大脳皮質全体の萎縮も。

本来「アミロイドβたんぱく」は分解されて脳から排出されるが、歳をとると分解や排出の機能が衰えてたまってしまう。

さらに脳の神経細胞内にタウたんぱくがたまると神経細胞が死滅する

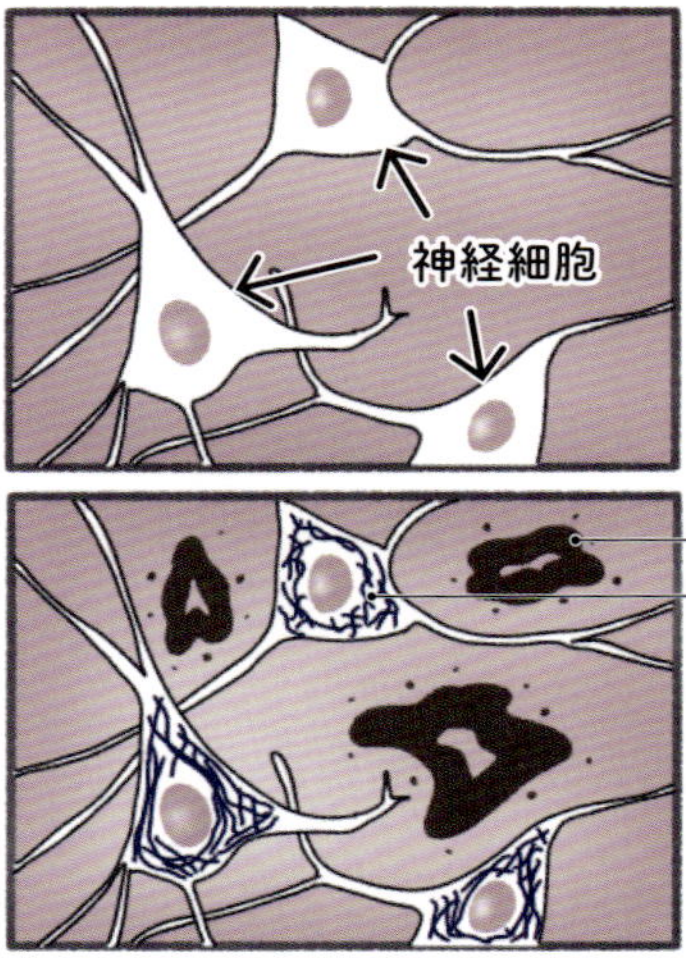

アミロイドβたんぱく
（老人斑）

脳のゴミ
タウたんぱく
（神経細胞を死滅）

神経細胞内の糸くずのようなものがタウたんぱくの集まり、神経原線維変化です。このような異常な蓄積が、神経細胞の働きを悪くすることで脳の萎縮を促進させます。

原因を知ろう 2

生活習慣病やストレスで脳にゴミがたまっていく

加齢によってアミロイドβたんぱくが脳から排出されにくくなるほか、**糖尿病や高血圧などの生活習慣病をもっていると、脳内にゴミが滞りやすくなることがわかっています**。とくに血管に障害が起きる糖尿病は、以前から認知症との結びつきが指摘されていました。

睡眠不足も大敵です。というのもアミロイドβたんぱくは、睡眠中に分解されて脳から排出されるしくみ。ところが6〜8時間の十分な睡眠がとれないと、この働きがうまく作用せず、脳内に老廃物がたまりやすくなるからです。

さらに、**ストレスを受けることによって分泌される「コルチゾール」というホルモンが、タウたんぱくやアミロイドβたんぱくの蓄積を促進させることもわかっています**。アルツハイマー病は、主に生活習慣や体調の乱れから生じるものです。規則正しい生活や健康へのケアが予防の第一歩になります。

生活習慣 ＋ 3大ストレスが アルツハイマー型認知症を加速させる

生活習慣病

糖尿病、高血圧、脂質異常症などの生活習慣病をもつ人は、アミロイドβを蓄積しやすいリスクを負っています。糖尿病の人は健康な人の1.9倍ほど認知症になりやすく、喫煙や飲酒もその一因です。

睡眠不足

アミロイドβたんぱくは、脳の中に生じたゴミのようなもの。通常は睡眠中に分解されて脳から排出されますが、睡眠不足になると分解・排出の働きが不調となり、脳内にゴミがどんどんたまっていきます。

→ 脳のゴミ：アミロイドβたんぱくがたまりやすくなる

ストレス

ストレスの３大要因は**①配偶者の死②人間関係③病気**です。ストレスを感じると、体はストレスから身を守るためコルチゾールというホルモンを分泌します。ところが長期にわたってストレスを受けるなど、コルチゾールが体内に増え続ける状況になるとタウたんぱく、アミロイドβたんぱくが脳にたまりやくなります。

→ 神経細胞を死滅させてしまう：タウたんぱく アミロイドβたんぱくの両方がたまりやすくなる

歯周病

歯周病のある人は認知症、アルツハイマー病になりやすいことが、数々の実験から科学的に証明されています。

視力・聴力の低下

視力や聴力が低下して脳への情報伝達が減ると、脳の神経細胞も衰えやすくなります。

→ 脳の神経細胞が弱る

進行を止める

日常生活が送れているレベルなら進行は食い止められる

認知症はひと昔前のように不治の病ではありません。早期受診と適切な対処によって、たとえMCIや認知症初期の段階にあっても、それまで日常生活が送れている方なら進行を遅らせることも、場合によっては食い止めることができます。

何よりも重要なのは早期の受診です。「最近もの忘れがひどい」「すっかり記憶力が衰えた」など、異変を感じたらすぐに専門医の診察を受けましょう。恥ずかしがったり、歳のせいと決めつけたり、家族のすすめに腹を立てたりしないでください。

とくにMCIは記憶力が少し衰えるくらいで、ほかの認知機能は正常な場合が多いため、本人や家族も発症に気づかないケースがほとんど。**知らずに放置することで1年以内に10％程度の人が認知症を発症、4年後には50％程度、6年後には80％以上の方が認知症になってしまいます。**受診して何でもなければ安心です。

何かおかしいなと感じても すぐに対応すれば健康な脳に戻る

日常生活に支障はないけれど「ケアレスミスが多い」「記憶があやしいことが増えた」など何かおかしいな?と異変を感じたら

ここが明暗をわけるかも！
あれ何かおかしい？と思ったらすぐに受診

病院へ行く

「もしかして認知症かも」
「検査だけでも
受けてみようか」

病院へ行かない

「歳をとれば誰でも」
「自分はまだ大丈夫」
気づかないか、勝手に自己判断して診察を受けず

認知症またはMCIではない

診断の結果が
陰性なら
安心感が得られる

もしMCIだったら

ただの老化

認知症またはMCIと診断される

問診、MRI による画像診断、SPECT（スペクト）による脳血流検査などを行います

放っておく

MCI の発症に気がつかず放っておくと、1 年以内に約 1 割の人が認知症を発症

対策をとる

専門医による治療、認知機能回復トレーニングなど、すみやかな対策がとれる。より早く進行を食い止め、回復への可能性も広がる

さらに放っておく

4 年後には 5 割程度、6 年後には 8 割以上が認知症を発症

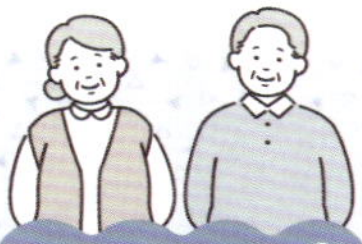

Column 1

認知症の検査を嫌がる人には家族の心配をストレートに伝える

家族が異変に気づいて認知症の診察をすすめても、本人が嫌がるという話をよく耳にします。本人にしてみれば、認知症を疑われていい気持ちはしません。なぜならほとんどの場合、その自覚がないからです。怒ったり、恥ずかしがったり、人によって反応はさまざまですが、心は動揺して穏やかではいられません。そんな状況でしつこく受診をすすめれば相手も意固地になり、配偶者や親としてのプライドも傷つきます。

診察をすすめるときは「家族みんなが心配しているから」「早めの治療でよくなることもあるらしいよ」など、まわりの心配りを感じさせる言葉をかけてあげてください。そうすれば相手もその気持ちをくみ取ってくれます。それでも嫌がるときは、気心の知れた友人やかかりつけ医など、第三者にお願いしてみましょう。家族の声には耳をかさない人も、信用のおける人の忠告は素直に受け入れやすかったりするものです。

認知症が疑われる場合は「もの忘れ外来」「認知症外来」「神経科」「神経内科」「脳神経外科」などへ。一般的な診察は問診、内科的検査、認知機能テストなどで、所要時間は1時間程度。

PART 2

脳は若返る！
認知症グレーゾーン（MCI）＆認知症初期は治せる！

認知症の一歩手前である、
軽度認知障害（MCI）や、認知症初期。
もし自分がなってしまったら……と不安になる
かもしれませんが、安心してください！
今ならまだ引き返せます！

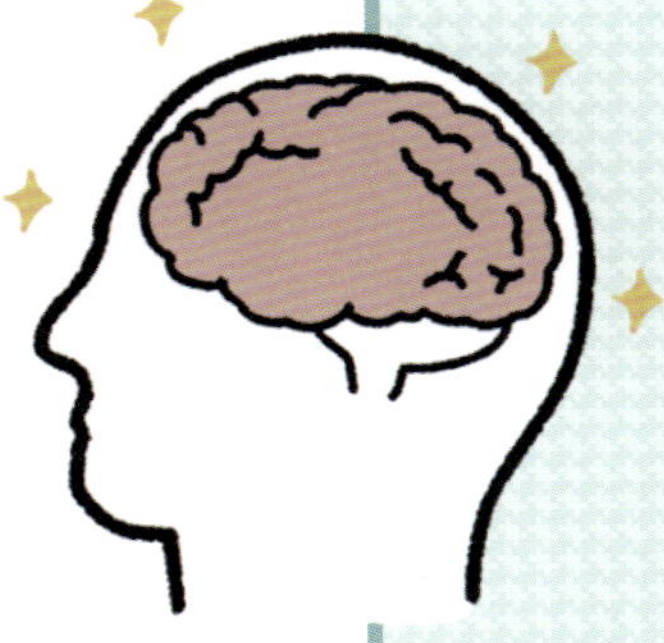

MCIとは?

軽度認知障害(MCI)は認知症のグレーゾーン

認知症はある日突然に発症するものではありません。必ず軽度認知障害(ＭＣＩ)という前段階を経てから発症します。ＭＣＩは認知症ほどではありませんが、認知機能が低下気味の状態である"認知症のグレーゾーン"といえます。

65歳以上で「同じ話を繰り返す」、「ケアレスミスをする」などの行動を自覚している方、ご家族に心あたりがある方、それはＭＣＩ発症のサインかもしれません。不自由なく日常生活を送っている方が大半のため、発症に気づきにくいのです。

仮にＭＣＩと診断されても、すべての人が認知症になるわけではありません。50%程度の人はやがて認知機能が正常に戻ります。認知症へと進みそうな方も、すぐに適切な治療や投薬などを行ったうえで本書の「本山式認知機能改善30秒スクワット」を実践すれば、健常な認知機能を取り戻せますので安心してください。最悪なのは何も対策をとらないことです。そのまま放置すれば、認知症になるリスクは年々高まります（40ページ参照）。認知症を防ぐ絶好のチャンスを見逃さないでください。

こんな症状があればMCIかもしれません

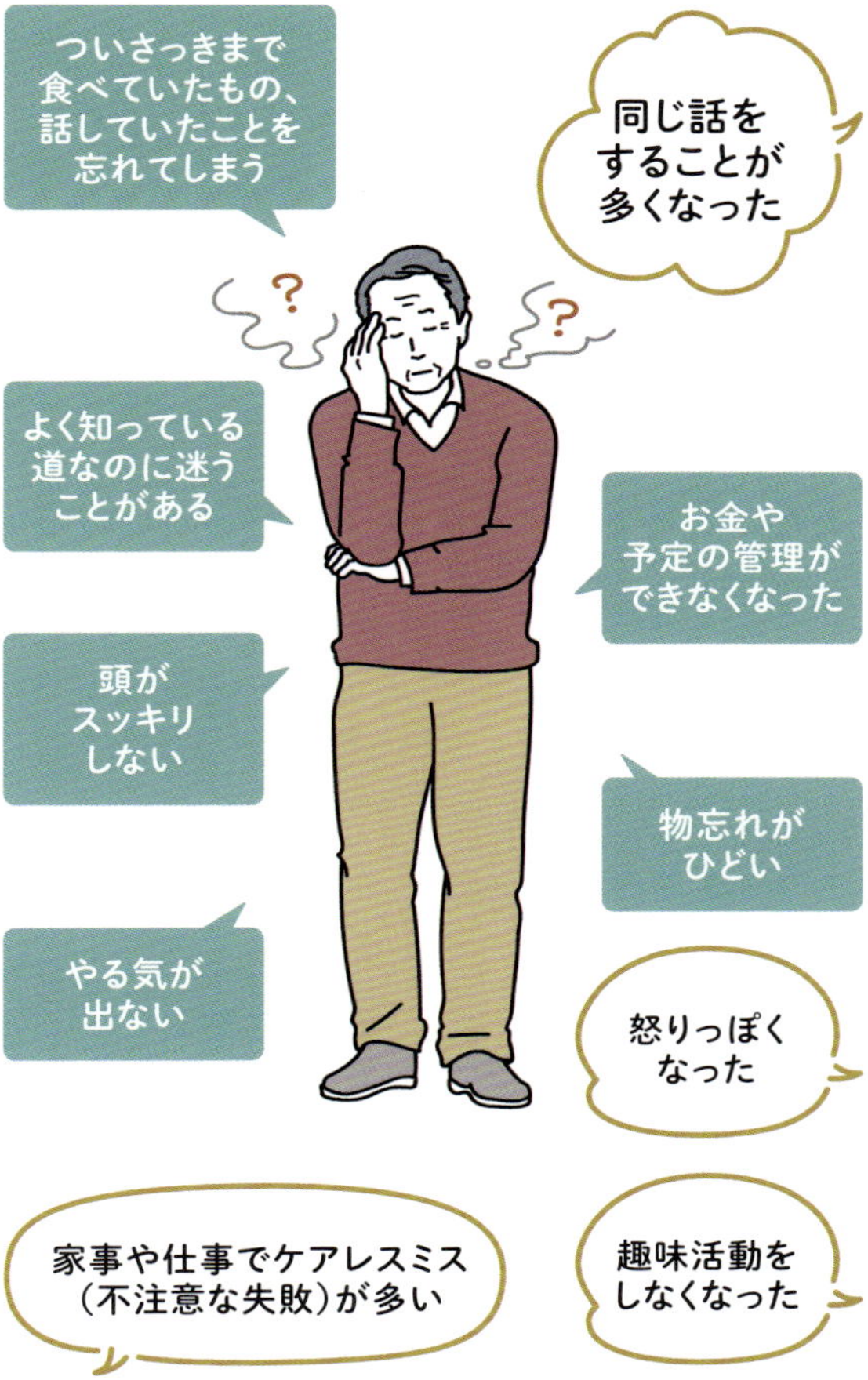
ついさっきまで食べていたもの、話していたことを忘れてしまう
同じ話をすることが多くなった
よく知っている道なのに迷うことがある
お金や予定の管理ができなくなった
頭がスッキリしない
物忘れがひどい
やる気が出ない
怒りっぽくなった
家事や仕事でケアレスミス（不注意な失敗）が多い
趣味活動をしなくなった

何の不便もなく、ごく普通に暮らしている方でも、65歳以上になるとMCI発症のリスクは高まります。ご本人で、もしくはご家族がすすめて、認知症専門医の診察を受けてください。

感覚神経の働き

MCIの人たちは疲れや痛みを感じない!?

私が認知症対策の運動指導を始めて数年たった頃、MCIの人たちに共通の特徴があることに気づきました。それは**「いくら運動しても疲れない」**ということです。健常者のみなさんと一緒に反復運動をしてもらうと、ある程度の回数で健常者は「きつい、もうできない」と悲鳴をあげます。ところがMCIの人たちはつらい素振りも見せず、いつまでも運動を続けるのです。こうした光景をたびたび目にするうち、私は「これには感覚神経が関係しているのでは」と思うようになりました。

私たちが体を動かすときは、脳から動かしたい筋肉へ、運動神経を通じて指令を伝えます。そして筋肉を動かすと刺激（筋刺激）が生じ、それが今度は感覚神経を通じて脳へ伝わるしくみです。ですから感覚神経の不調で筋肉からの刺激が届かなければ、脳は疲れや痛みを感知できません。MCIの人たちはこの状態に陥っているのではないか、と考えたのです。

次のページで紹介するように、その後の研究を通じてこの予測が正しいことが実証されました。認知機能と感覚神経の深いかかわりが明らかになったのです。

MCIの人は感覚神経の働きがにぶい

運動神経と感覚神経の働き

感覚神経とは

筋肉が動くことで生まれる筋刺激を、脳に送るのが感覚神経の役割。MCI の人はこの感覚神経のつながりが悪く、脳へ刺激がうまく伝わらない。

運動神経とは

体を動かすときに、大脳から目標の筋肉へ送る信号。

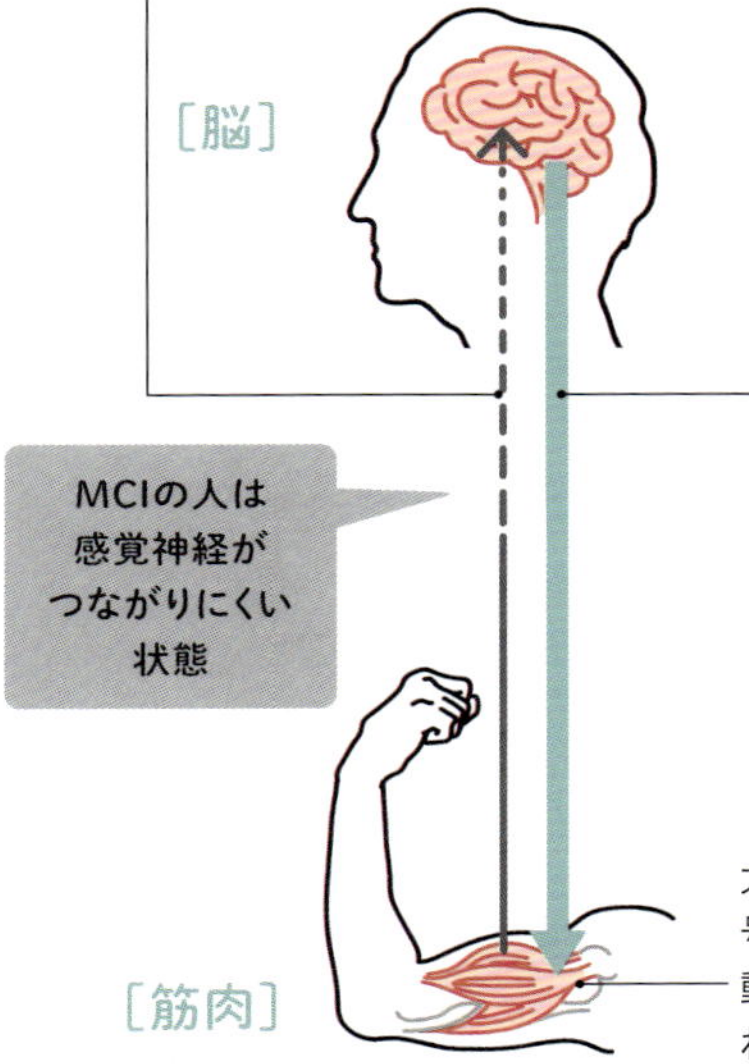

筋刺激とは

大脳からの電気信号を受けた筋肉が動き、「痛い」「疲れた」などの筋刺激が発生する。

認知症の人が長距離を徘徊できるのは上と同じ理由。体力は限界を超えているのに、感覚神経がうまく働かないため、疲れや痛みを感じないまま歩いてしまうのです。

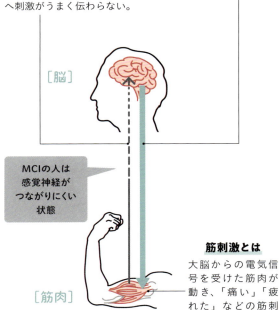

認知機能と感覚神経

認知機能改善のカギは「感覚神経」にあった！

「感覚神経の不調が認知機能の低下に関係している」そう感じた私は**「感覚神経を正常に戻したとき、認知機能はどうなるか確かめるための研究」**を始めました。

まず、感覚神経を目覚めさせるため、いろいろな運動を試した末にたどりついたのが「強めの筋力トレーニング」でした。負荷の小さな運動では、感覚神経の感度や認知機能に変化が起きないのです。ただし、実践するのは高齢者が中心ですから、安全を考えて器具は使わず、自重《じじゅう》（本人の体重）によって負荷をかける運動を選びました。こうして完成したのが「本山式感覚神経トレーニング」です。

30種類ほどの運動を90分かけて、週に1回行うこのプログラムを、私が運動指導をしているMCIの人たちに実践してもらいました。ハードなメニューを最初はみなさんラクラクとやっていましたが、3カ月を過ぎた頃から「疲れた」「筋肉が痛い」

といった反応が現れます。これは感覚神経の感度が上がっている証拠。この段階で検査をしたグループは、全員の認知機能が正常に戻っていたのです。

それから20年以上、MCIや認知症初期の人たちにこのプログラムを指導して、1000人以上の方が健常な認知機能を取り戻しました。その経験から「認知機能改善のカギのひとつは感覚神経が握っている」ことを、今では確信しています。

感覚神経の働きを正常にすれば認知機能はよみがえる

「本山式感覚神経トレーニング」の実績データ

- 20年以上にわたって認知症、MCI、健常者、延べ7万人の認知症対策運動を指導
- MCIと認知症初期を合わせ、1000人以上の認知機能を正常に戻す
- MCIの人たちは、ほぼ全員の認知機能が健常者レベルに
- MCIの人は記憶能力が約2.5倍に、健常者の記憶能力も約1.5倍に

本書で紹介している「本山式認知機能改善30秒スクワット（74ページ参照）」は、「本山式感覚神経トレーニング」のエッセンスを集めたメニューです。短時間で効率よく、誰にでも気軽に実践できるプログラムにしました。

次のページから始まる2つのテストで自分の感覚神経の感度を確かめてみましょう。

MCI
チェック

認知機能レベルを確認①『10秒もも上げチェック』

ＭＣＩや認知症初期の段階で対策をすれば、元の状態に戻すことができることがわかっても、病状の見極めが難しいのが現状です。ただ**「ＭＣＩの方は痛みを感じにくい」**という身体的特徴があることがわかったので、それを測るＭＣＩチェック法を考案しました。ご自身や、ご家族で気になる方がいる場合は、ぜひ次の方法を試してみてください。

①いすに腰かけ、手でいすのふちを持つ（背筋は伸ばし、背もたれに背をつけない）。

②片方の脚（左右どちらでも可）を床と水平になるように真っ直ぐに伸ばす。

③伸ばした脚をさらに上に持ち上げ、この姿勢のまま10秒間キープする（この際、引き上げた脚の太ももに意識を集中させる）。

④10秒経過したらゆっくりと脚を下ろす。

『10秒もも上げチェック』のやり方

1 いすに浅く腰かけ、手はいすのふちを持つ

2 片脚を床と水平になるように伸ばす

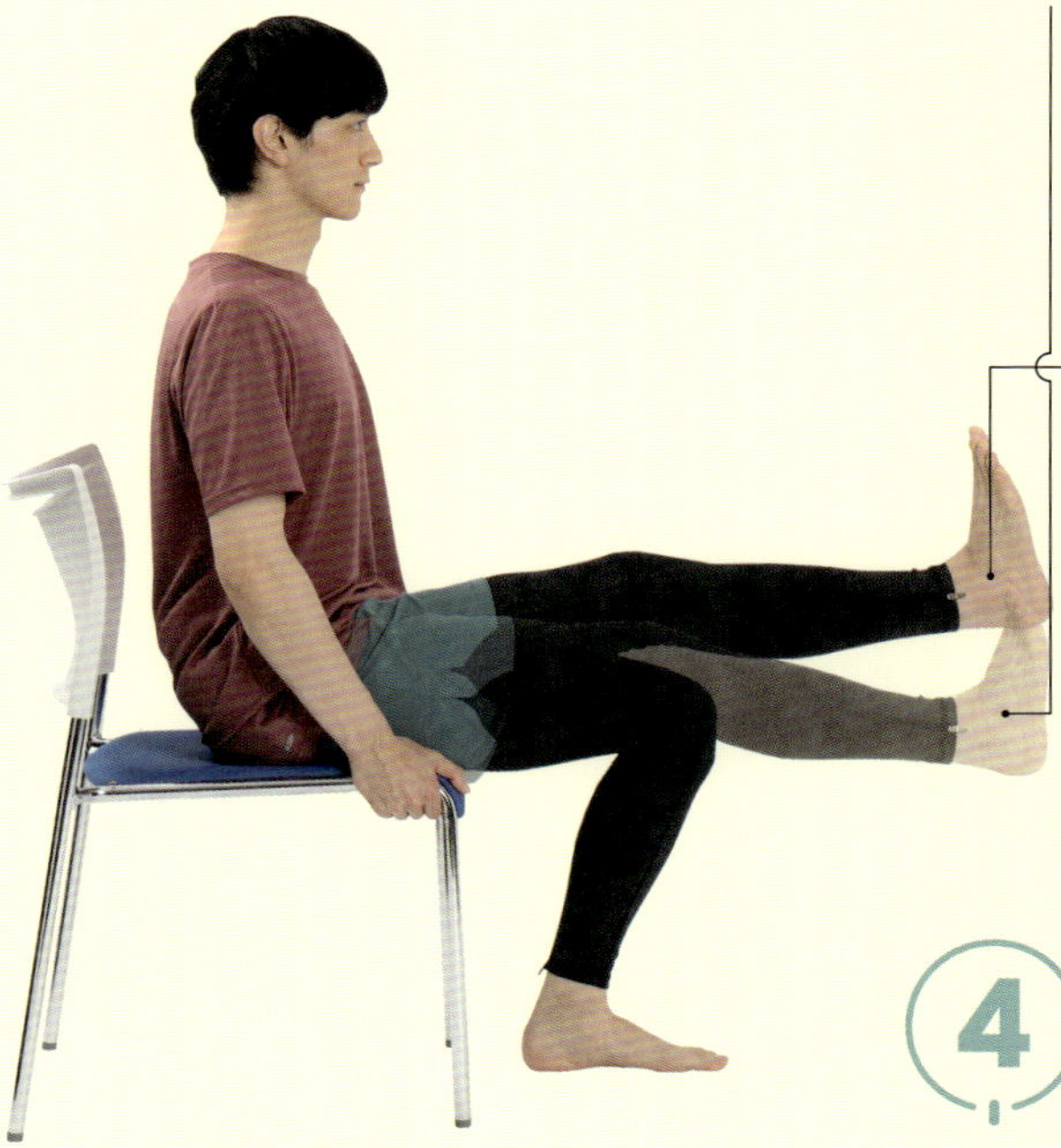

3 伸ばした脚をさらに持ち上げてそこから10秒間キープする

4 10秒経過したらゆっくり脚を下ろす

※安定した背もたれのあるいすを使ってください。

動画で動きをチェック

↓

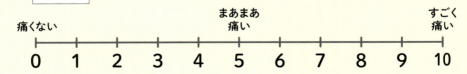

痛みは10段階でどのくらい？

0	1	2	3	4	5	6	7	8	9	10
痛くない					まあまあ痛い					すごく痛い

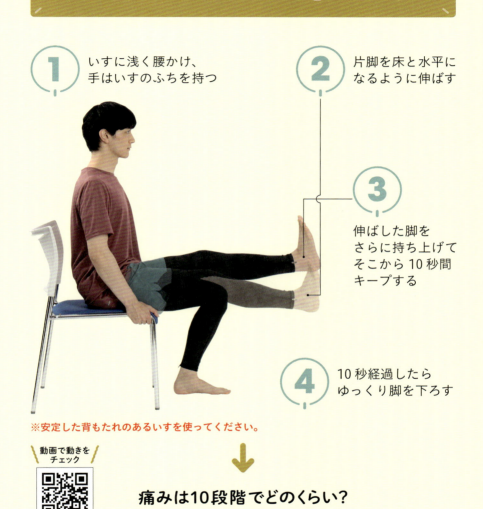

自分の感覚で、**何も感じなかった場合を0**として、**最大の痛みを10**とした場合（51ページ参照）脚を上げていた10秒間のももの痛みはどのくらいでしたか？

私がこれまでに指導してきた方たちのほとんどがこのように答えています。

健常者　　　痛みレベルは5以上
MCI患者　　痛みレベルは2か3
認知症患者　痛みレベルは0か1

痛みや疲れを感じないことは、健康で若いことだと思う方もいらっしゃいますが、このもも上げの姿勢は、太ももの筋肉が悲鳴を上げるような状態です。**10秒続けてもつらくないということは、刺激が脳にうまく伝わっていない**と考えられます。あまりいませんが、4の方も注意が必要です。

さらに私は**皮膚からの感覚も脳に上がりにくいのか**を調べるため、次のページで紹介する「ス・マ・ヌ法」という方法も考案しました。

MCI
チェック

認知機能レベルを確認②『ス・マ・ヌ法』

『ス・マ・ヌ法』は、背中にカタカナの「ス」「マ」「ヌ」のいずれかを書いて当ててもらうという簡単な方法で、３つの字の形、書き順も似ているという点がポイントです。

①文字を書いてもらう方は、筆圧を感じ取れるよう薄手の衣服を着用する。

②背中の中央部に20㎝四方のマス目をイメージし、3文字のいずれかを書く。

③「今からカタカナでス・マ・ヌのいずれかを書きます」と伝える。

健常者とＭＣＩの方の背中にこの３文字を２回ずつ、計６文字をランダムに書いて正答率を比較しました。

結果は、**健常者の正答率は約88%、ＭＣＩの方は約47%**。この結果から、ＭＣＩの方は皮膚感覚、触覚、圧覚においても健常者より鈍いことがわかりました。

『ス・マ・ヌ法』のやり方

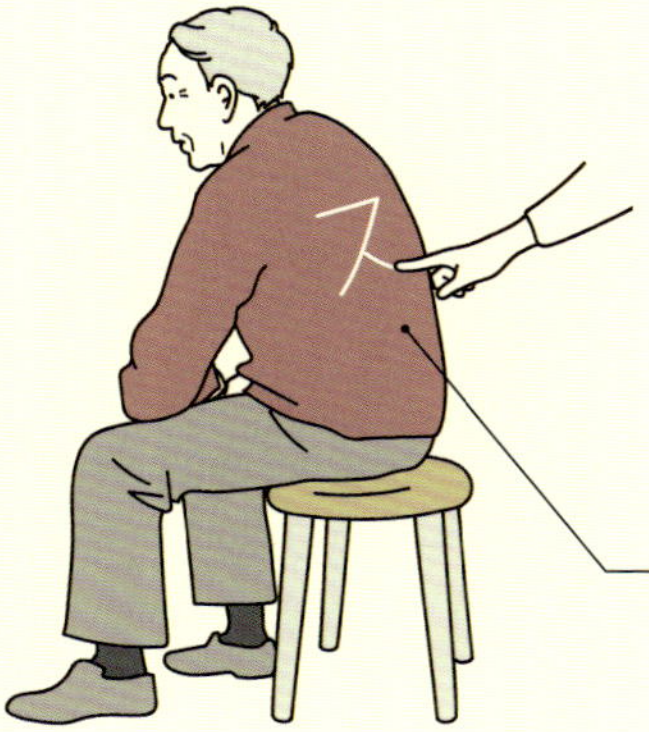

1. 「今からカタカナでス・マ・ヌのいずれかを書きます」と伝える
2. 20㎝四方を目安に文字を大きく、しっかりと書く

POINT
Tシャツなどの薄手の服がおすすめ

『ス・マ・ヌ』をランダムに6回書いた時の正答率を調査した結果

年齢別 正答率

参加者の年齢と人数	70～74歳（29名）	75～79歳（18名）	80～84歳（8名）
ＭＣＩ群の割合	11名（37.9%）	10名（55.6%）	6名（75.0%）
ス 1回目の正答率	82.8%	66.7%	50.0%
ス 2回目の正答率	79.3%	66.7%	87.5%
マ 1回目の正答率	86.2%	61.1%	50.0%
マ 2回目の正答率	86.2%	66.7%	62.5%
ヌ 1回目の正答率	65.5%	55.6%	50.0%
ヌ 2回目の正答率	51.7%	55.6%	25.0%

男女別 正答率

男女別の参加人数	男性(18名)	女性(37名)
ＭＣＩ群の割合	13名(72.2%)	14名(37.8%)
ス 1回目の正答率	61.1%	78.4%
ス 2回目の正答率	77.8%	75.7%
マ 1回目の正答率	61.1%	78.4%
マ 2回目の正答率	66.7%	81.1%
ヌ 1回目の正答率	50.0%	64.9%
ヌ 2回目の正答率	33.3%	56.8%

健常者 と ＭＣＩ群別 正答率

	健常者	ＭＣＩ群
正答数（回）	5.3 ± 0.8	2.8 ± 1.5

健常者の方たちの正答率は約 88% （5問以上正解）
ＭＣＩの方たちの正答率は約 47% （3問以下の正解）

MCIの方は圧覚が鈍いということも実証されました

本山式

どうして認知機能改善30秒スクワットで認知機能が戻るのか？

感覚神経の働きをよくすることが、認知機能の改善につながることがわかりました。そのしくみとは一体どのようなものなのか。私の推察は以下のとおりです。

感覚神経がつながり、筋肉からスムーズに刺激が伝わるようになった脳の中では、

●記憶や思考にかかわる大脳皮質の働きを活発にする「覚醒《かくせい》作用《さよう》」

●生き残っている脳細胞が死んだ細胞の代わりをする「代償《だいしょう》作用《さよう》」

が引き起こされます。これまで受け取れなかった刺激に脳が反応し、もともと備えているさまざまな脳の働きが盛んになるわけです。衰えた認知機能が回復に向かうのもそのひとつ、と考えられます。

一度つながった感覚神経は、加齢や運動不足でやや衰えることはあっても、死滅することはありません。その後は日常生活で生じる筋刺激だけでも、脳の活性化が

はかられるようになります。また、認知機能回復のほかにも**「記憶能力が上がる」**、**「潜在能力が呼び覚まされる」**など、脳のリフレッシュ効果による副産物も期待できます。

筋トレの刺激が脳を若返らせる！

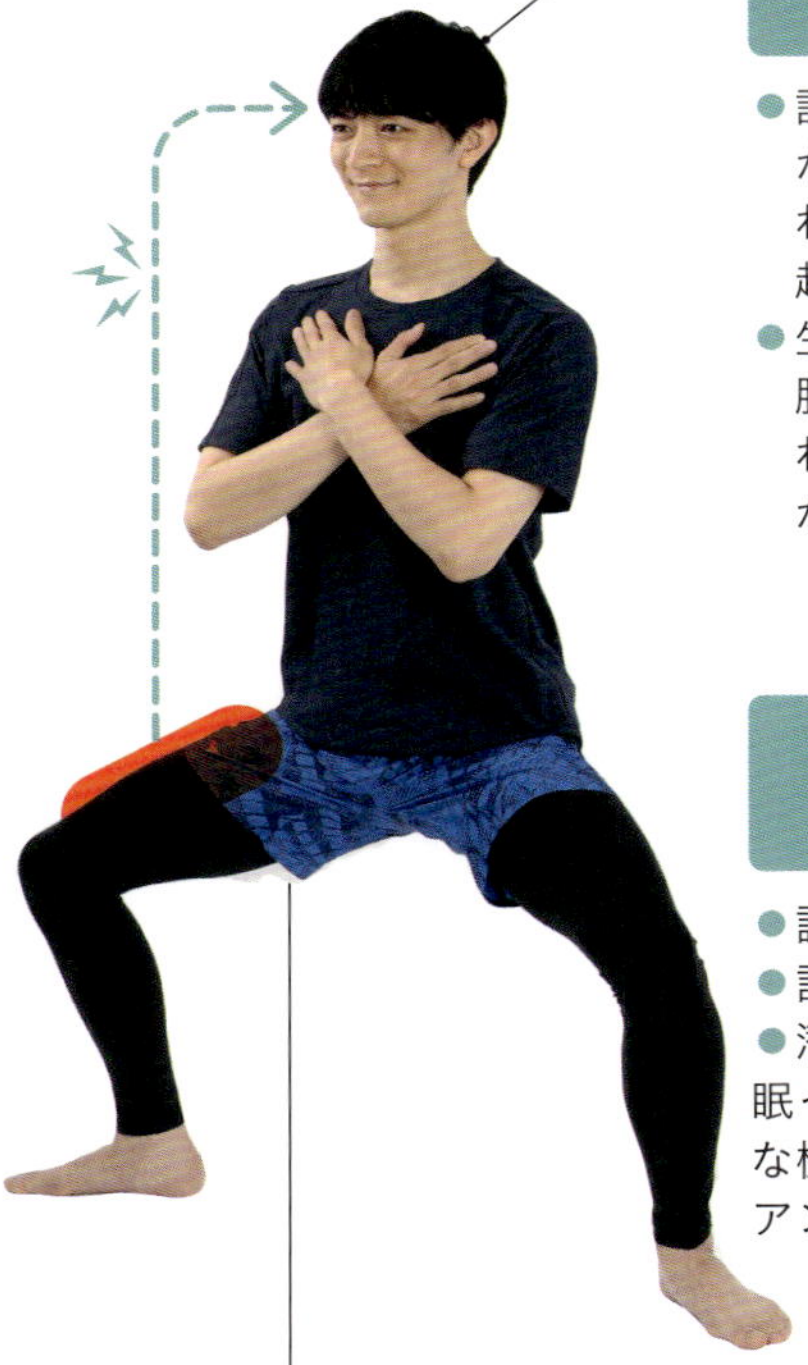

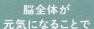

脳に筋刺激が繰り返し届くことで

- 記憶能力や思考に深くかかわる大脳皮質へ伝わって「覚醒作用」が起きる
- 生き残った脳の神経細胞が死滅した細胞に代わって働く「代償作用」が起きる

脳全体が元気になることで

- 認知機能
- 記憶能力
- 潜在能力　など

眠っていた脳のさまざまな機能が目覚める。脳のアンチエイジング！

筋肉で生じた筋刺激は、感覚神経を通って脳へ伝わる

筋肉から発生する刺激は感覚神経と脳に直接、強く働きかける最も効果的な刺激です。感覚神経と脳を目覚めさせるには、スクワットを含めた筋トレが最強の手段なのです。

筋トレの効果

週に1回の強めの筋トレが脳も体も若返らせる

私はこれまで認知症専門病院のほか、講演会や自治体の招きなどでも「本山式感覚神経トレーニング」を指導してきました。ここに紹介する事例もそのひとつです。神奈川県横浜市のS区が、シルバー世代を対象に「本山式感覚神経トレーニング（通称：本山式筋トレ）」を通じて介護予防をはかろうという取り組みでした。

このトレーニングの効果を測定したのが、次のページから紹介するデータです。

「本山式筋トレ」の実践者と比較するのは、**普段まったく運動をしない人たち、週に2回以上の運動習慣がある人たち**です。同年代の3つのグループに分けて、運動能力や体脂肪、筋肉量の違いなどを比べてみました。

結果として**「本山式筋トレ」を実践している方たちは、ほぼすべての運動テストでほかのグループよりも良好な数値を示しています。**これは筋トレの効果があらわれ、同年代に比べて筋力や体力がすぐれている証《あかし》といえるでしょう。さらに、**「本山式筋トレ」の実践者には、MCIや認知症を発症した人がいません。週に1回の強めの筋トレが、体と脳に健康と若返りをもたらしていることがわかりました。**

ほとんどのテストで運動機能が優位に

「本山式筋トレ」を行うグループが優位な数値に！

表1 男性の参加者の身体的特徴

	運動習慣なし	運動習慣あり	本山式筋トレ実践者
	20名	59名	35名
年齢	72.8±4.0 歳	72.7±5.9 歳	74.5±5.4 歳
身長	160.3±6.1cm	163.2±5.2cm	162.3cm±6.4cm
体重	62.6±8.8kg	64.3±7.6kg	59.0±8.2kg
BMI※	24.4±3.2	24.2±2.7	22.4±2.6
服薬数	2.4±3.1	1.9±2.1	2.3±2.0
独居率	5.0%（1名）	6.8%（4名）	5.7%（2名）

本山式筋トレ実践者群の男性は、体重とBMIが統計学的に優位に低かった

表2 女性の参加者の身体的特徴

	運動習慣なし	運動習慣あり	本山式筋トレ実践者
	33名	111名	87名
年齢	73.6±6.4 歳	71.0±6.8 歳	71.6±5.3 歳
身長	147.8±5.3cm	150.1±5.6cm	150.5cm±5.9cm
体重	50.4±8.5kg	50.6±7.5kg	51.4±7.3kg
BMI※	23.0±3.4	22.5±3.1	22.6±2.76
服薬数	2.3±2.8	1.7±2.0	1.7±1.9
独居率	12.1%（4名）	18.9%（21名）	21.8%（19名）

※BMI：肥満度を表す国際的な指数。18.5以上25未満が普通体重（日本肥満学会の基準）。

表3 歩行能力をみる（通常歩行速度）

運動機能テストでこれだけ、「運動習慣あり」の男性グループが「本山式筋トレ」のグループより優位な数値でした。

数値が大きいほど良好

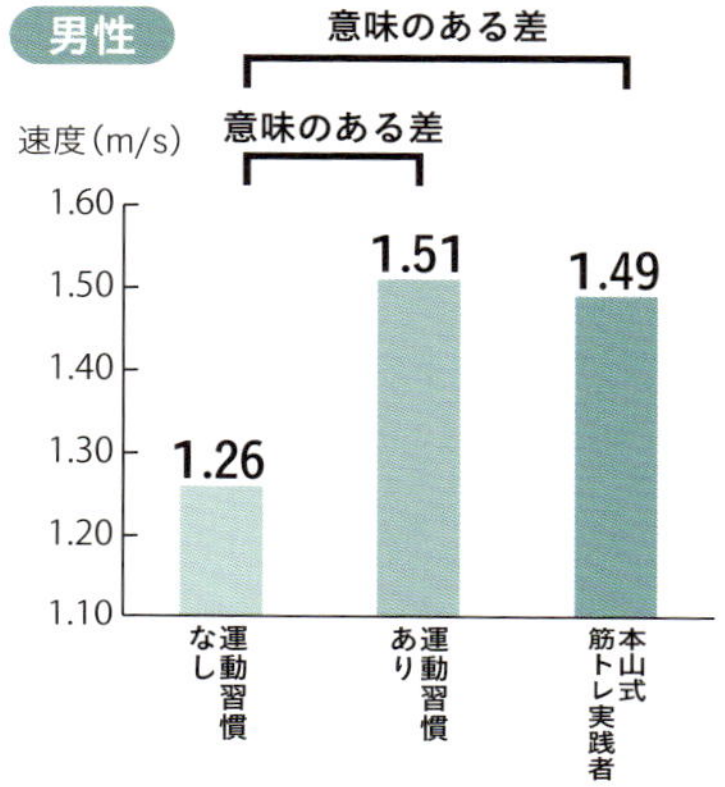

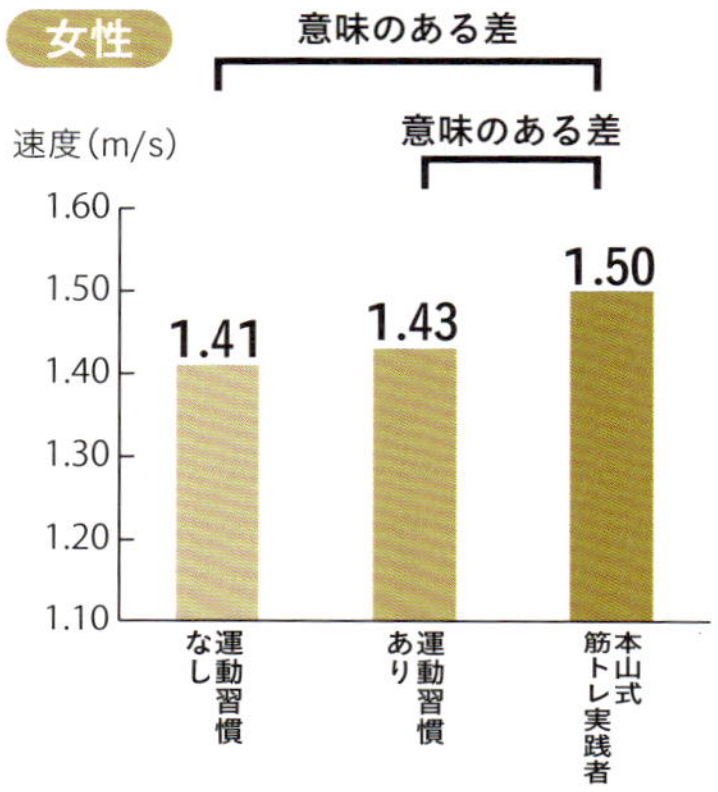

表4 ※手先・指先の機能をみる（ペグ移動テスト）

脳機能と強く相関!!

巧《こう》緻《ち》性《せい》とは、手先や指先の運動機能を意味します。女性の「本山式筋トレ」実践者の数値の高さが目立っています。

数値が大きいほど良好

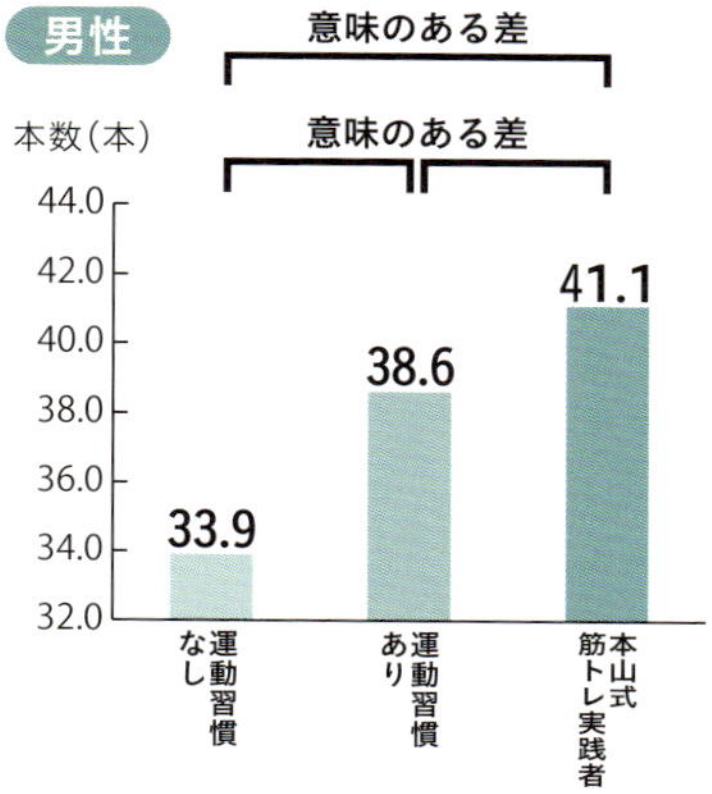

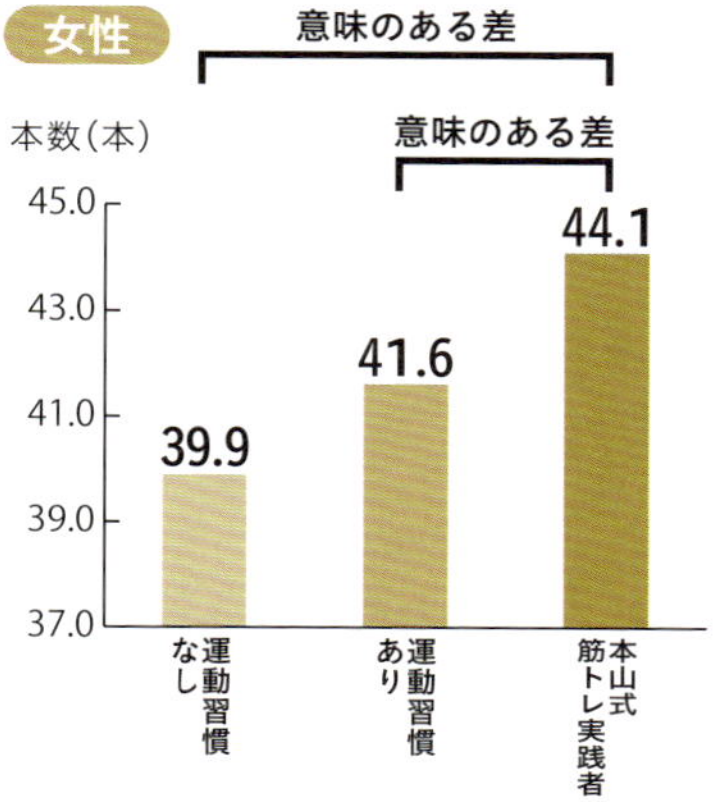

※ペグ移動テストは、48本の小さな木の棒（ペグ）を盤から盤へと移し替える動きを通して、手先や指先の運動機能を測るもの。

表5 下半身の筋力をみる（ひざの伸展筋力テスト）

太ももを中心とした下半身の筋力を測るテストです。
「本山式筋トレ」の実践者が男女ともにすぐれていました。

数値が大きいほど良好

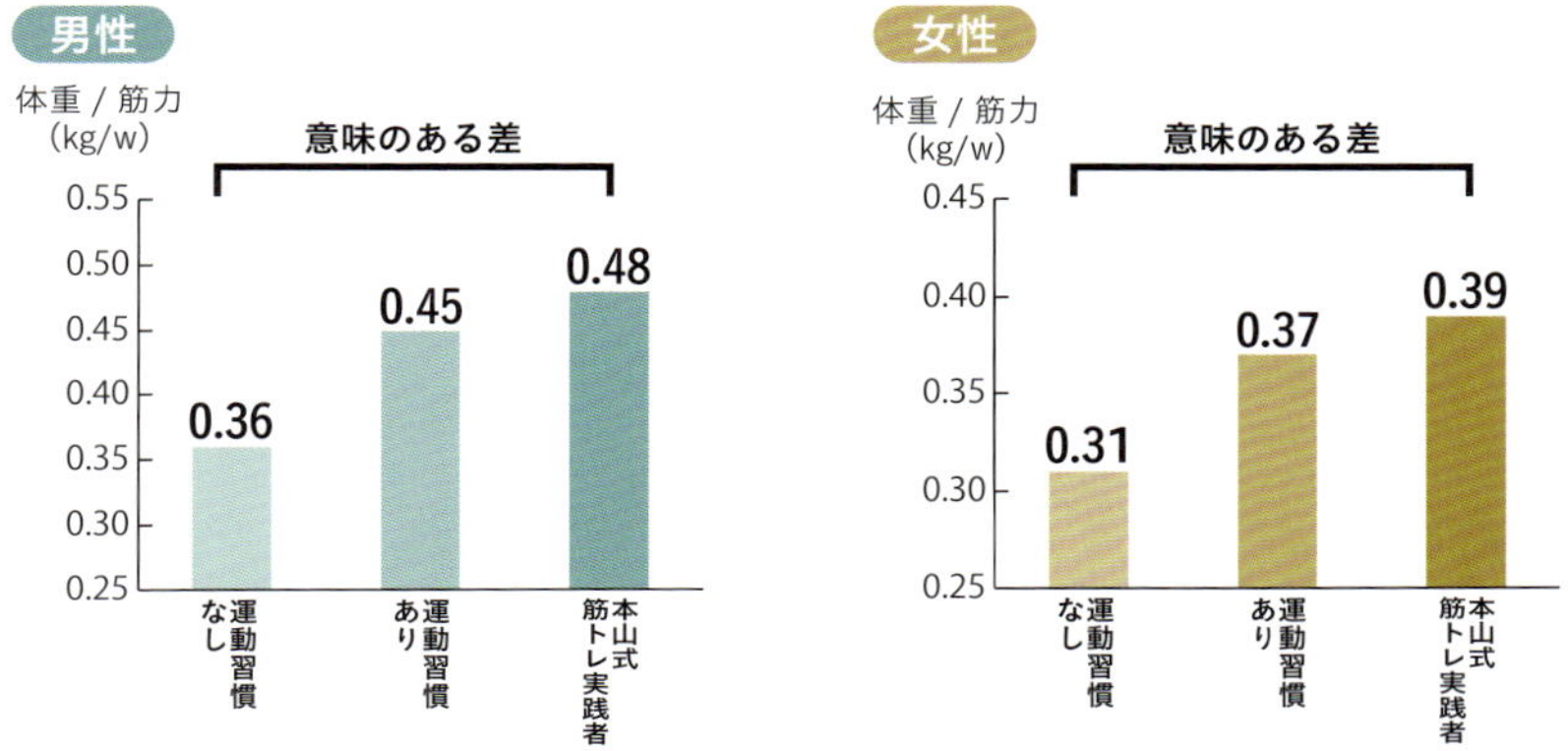

表6 体脂肪率、全身と脚部の筋肉量

「本山式筋トレ」グループの男女は、「脚部の筋肉量」が少なめですが、「通常歩行速度」や「ひざ伸展筋力」の結果は最も強いことがわかります。これは集中する筋トレによって筋肉を構成する筋線維《きんせんい》の稼働率が高められ、効率よく大きな筋力が出せる能力が備わっていることをあらわしています。

男性

	運動習慣なし	運動習慣あり	本山式筋トレ実践者
体脂肪率	21.1%	20.7%	17.5%
全身筋肉量	18.0kg/㎡	18.2kg/㎡	17.1kg/㎡
右脚筋肉量	3.15kg/㎡	3.25kg/㎡	2.90kg/㎡
左脚筋肉量	3.09kg/㎡	3.21kg/㎡	2.87kg/㎡

女性

	運動習慣なし	運動習慣あり	本山式筋トレ実践者
体脂肪率	30.8%	29.6%	29.4%
全身筋肉量	15.1kg/㎡	14.9kg/㎡	15.0kg/㎡
右脚筋肉量	2.55kg/㎡	2.48kg/㎡	2.42kg/㎡
左脚筋肉量	2.52kg/㎡	2.44kg/㎡	2.40kg/㎡

運動のコツ

筋トレの効果を最大限に発揮するコツ

本山式感覚神経トレーニングの目的は、筋肉を大きくすることではなく、感覚神経をつなげることなので、**使っている筋肉に集中すること**が大切です。筋肉に意識を集中するということがわかりづらい場合は、次の方法を試してみてください。

まずは、天井を見上げながら、天井を意識して『10秒もも上げチ

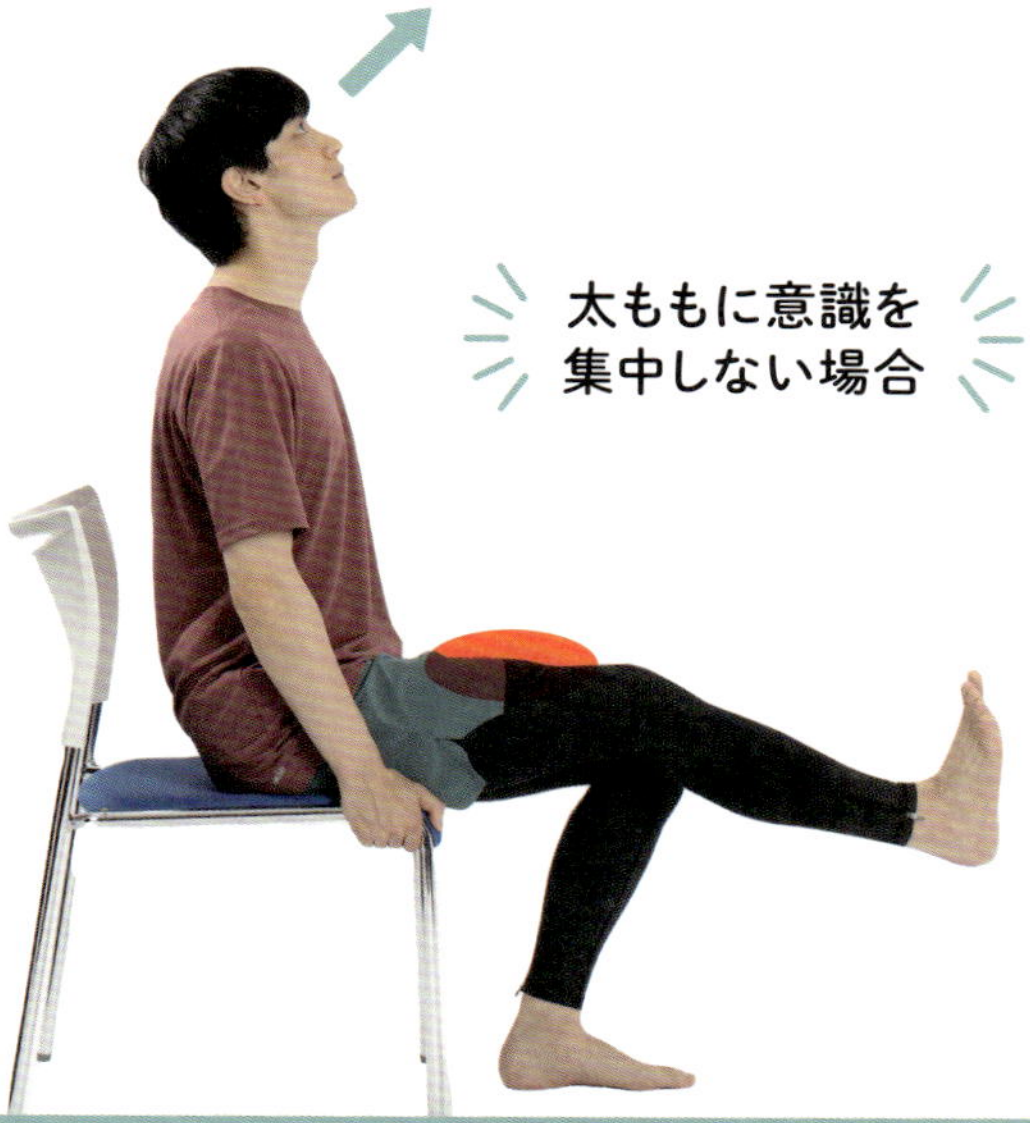

天井をみて（天井に意識を向けて）
『10秒もも上げチェック（51ページ参照）』を行う

エック』を行います。次に、太ももを意識して同様にもも上げを行います。

いかがでしたか？ 太ももに伝わる刺激がまるで違うことが実感できたのではないでしょうか。感覚神経をつなげるためには、この**「意識」を向けて、「刺激」を感じることが重要**なのでぜひ忘れずに行ってください。

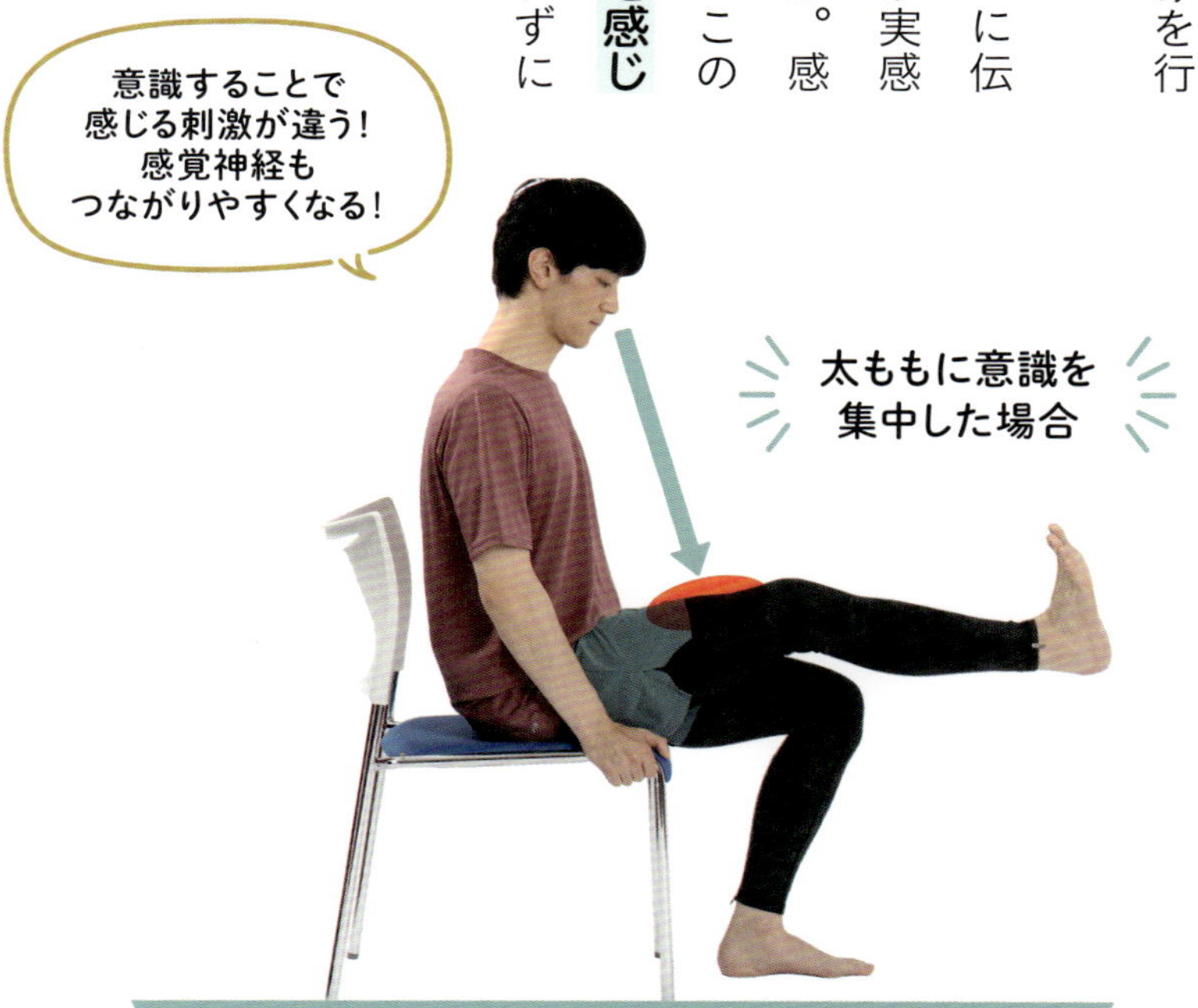
意識することで
感じる刺激が違う！
感覚神経も
つながりやすくなる！
太ももに意識を
集中した場合

太ももをみて（太ももに意識を向けて）
『10秒もも上げチェック（51ページ参照）』を行う

認知症増加の要因

体を使わない便利な生活が原因!? 認知症は先進国が圧倒的に多い

米国・南カリフォルニア大学の研究チームが、南米ボリビアの先住民を対象に認知症の※有病率を調査しました。彼らは未だに文明の利器を使わず、自給自足の昔ながらの生活をしています。専門医による脳機能検査の結果、認知症の高齢者の割合は0.6％、１００人中１人以下でした。日本の有病率17％や米国の有病率９％と比べると、驚くべき少なさです。どうしてこのような差が生まれるのでしょうか？

その謎を解くカギはやはり感覚神経にある、と私は考えています。**日本をはじめ先進国に認知症患者が多いのは、体に負荷をかけない豊かな暮らしが感覚神経を休眠状態にし、脳が活性されないことで認知機能の低下を招いている**と思われます。

一方、前近代的な生活をしている民族に認知症は見当たりません。**全身を使った負荷の多い生活が感覚神経をフル稼働させ、つねに脳へ刺激を伝えている**からでし

※有病率：ある一時点で、特定の病気にかかっている人の割合、比率。

ょう。認知症という病気が初めて発表されたのが約１２０年前。つまり、体をフルに使わないと暮らせなかった時代には、認知症の人がいなかったのです。こうした事実も感覚神経と認知機能のかかわりを知る手がかりになりそうです。

ボリビアの先住民に認知症患者がいない理由

ボリビアの先住民に「認知症の人がどれくらいいるか」調査したところ

有病率は0.6%。つまり認知症の人がほぼいない状況

（日本の有病率 17％　米国の有病率 9％）

↓

この違いはどうして生まれるのか？

世界の認知症研究者があげる要因

- 高齢化
- 食物摂取の変化
- 身体活動量の減少
- ストレスや遺伝によるもの　など

POINT

私は感覚神経の不調も大きな要因のひとつと考えます。ボリビアの先住民のように、全身をフルに使う生活は感覚神経を良好にし、つねに脳を活性化しているのではないでしょうか。

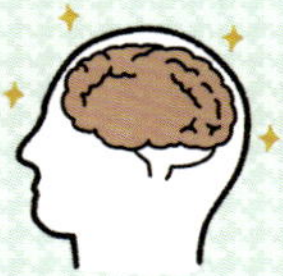

Column 2

12歳までに感覚神経を良好にすれば将来、認知症になる危険が減る!?

認知症対策の現場で20年以上、多くの方と接してわかったのは「５人に１人は感覚神経の鈍い人がいる」ということです。

感覚神経は12歳前後に完成しますが、それまでに活発に動き回ることで、筋刺激が脳へ繰り返し伝えられ、徐々に感度が上がっていきます。ところが全身を使った遊びの減少、体を必要以上に使わない生活、過保護な親の増加などが子どもたちの感覚神経の発達を妨げ、神経ルートが未完成のまま成人するケースが増えていると思われます。

何とかして小学校卒業までの大事な時期に、子どもたちの感覚神経を万全にしておきたいものです。そうすれば将来的に認知症になるリスクを減らせるほか、つねに脳が活性されることで知的能力の向上も見込めます。その上、体のコントロール能力が上がり、競技能力も向上します。また、感覚神経が良好だと体内の異変にもすぐに気づくため、早期発見となって長寿へもつながるのです。

PART 3

感覚神経をつなげる最強トレーニング！

本山式 認知機能改善
30秒スクワット

弱ってしまった感覚神経の働きを取り戻すためのトレーニングを紹介します。
筋肉を大きくするためではないので、重たいものを持つ必要はありません。
30秒間、とにかく太ももに意識を集中させてチャレンジしてください。

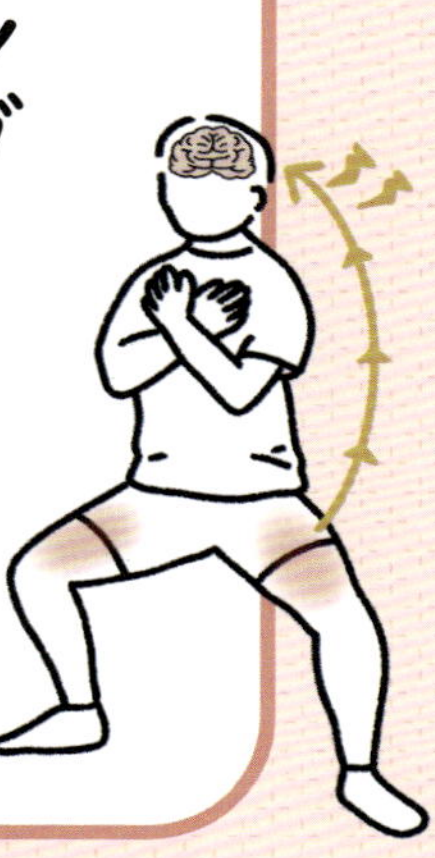

やる気を引き出す

運動したがらない人をやる気にさせるには？

スクワットや筋トレの効果を上げるには、本人が意欲的に取り組むことが大切です。**義務感や押しつけで仕方なくやっていると効果は期待できません。**ですから運動を嫌がる人には無理強いせず、本人のやる気を上手に引き出してください。

最初は簡単にできることから始めましょう。「階段を上がる」「坂道をのぼる」といったことでも十分です。ただし、**動作中は使っている筋肉に意識を集中し、そこに生じる刺激を感じ取る**ようにするのが、認知機能改善運動のコツです。

運動に消極的な方には「私も一緒にやるから、やってみよう！」と誘ってみるのも有効です。ともに体を動かせば「やらされ感」もなく、逆に親近感が生まれます。また、「私のために時間をとってくれて……」「こんなに心配してくれて……」と、感謝の気持ちから「やる気スイッチ」が入ることもよくあります。

簡単なことから始めて やる気を引き出していく

STEP 1 「私も一緒にやるから、やってみよう！」寄り添う気持ちを伝える

- 運動の時間を共有することで親近感
- 「こんなに心配してくれて……」と感謝の思いがやる気を引き出すことも

STEP 2 日常生活の延長のような簡単なことから始めてみる

- 坂道をゆっくりのぼる
- 家や歩道橋などの階段を上がる

ポイント 使っている筋肉に意識を集中させること！

どうしても運動を受けつけない人は

- ス・マ・ヌ法（53ページ参照）

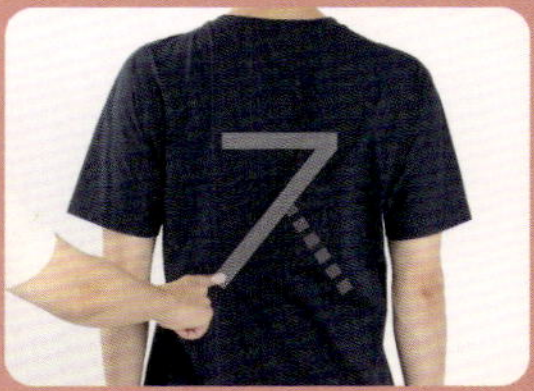

- 足つぼマットをふんでみる

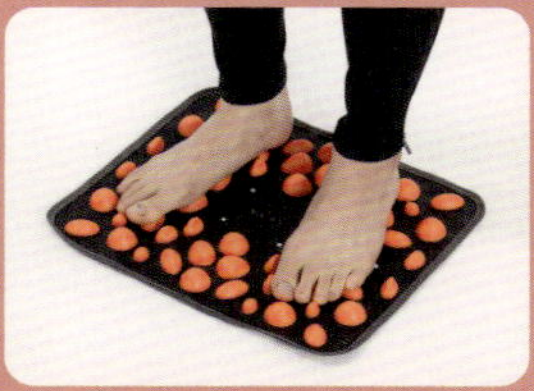

これだけでも刺激が脳へ伝わり、

脳が活性化されます

トレーニングをする前の注意点とコツ

無理なく効率よく運動効果を出すためのポイントをまとめました。
体調に心を配りながら、ゆとりをもって行ってください。

- ☑ 持病がある場合には、**主治医の指示**に従ってください。
- ☑ 筋肉痛が残っているときは**やらない**でください。
- ☑ 関節痛や、腰痛などがある場合は、**無理のない範囲**で行ってください。

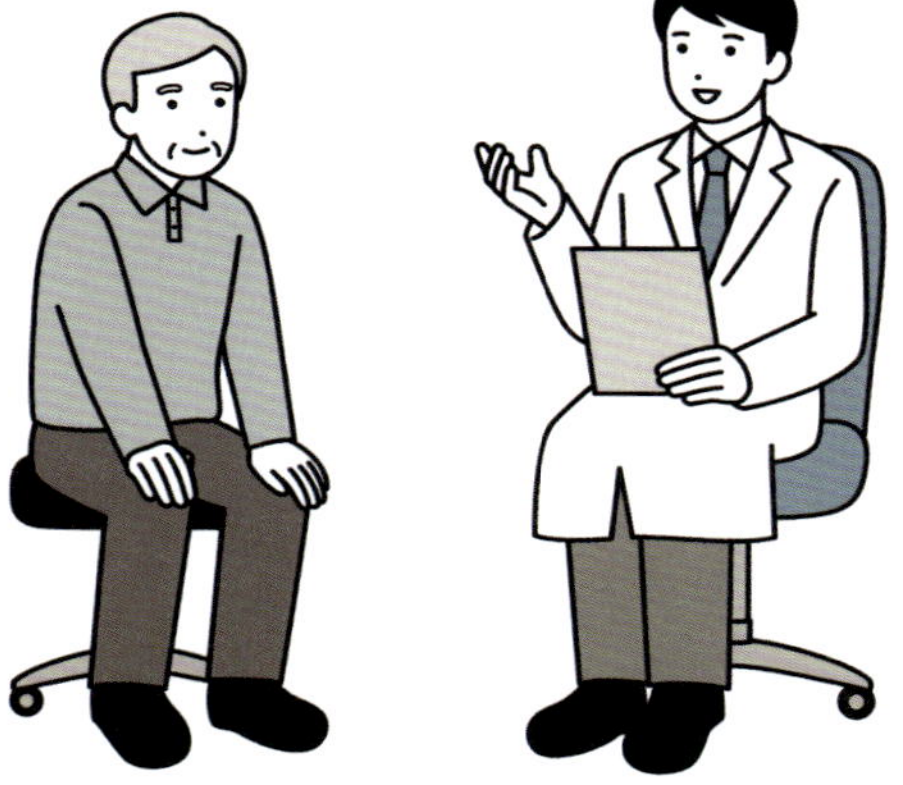

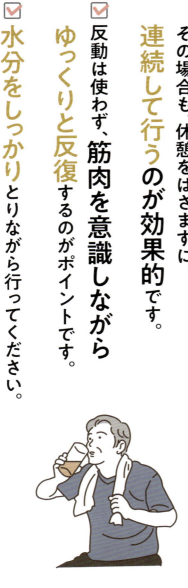

- ☑ **呼吸の仕方**は**意識しなくてもよい**です。
  呼吸よりも、**鍛えている筋肉に集中する**ことが大切です。
- ☑ **疲れている**とき、**やる気がない**ときは
  無理せずに休みましょう。
- ☑ **回数は目安**なので、**慣れてきたり、**
  痛みを感じないときは**回数を増やして**ください。
  その場合も、休憩をはさまずに、
  連続して行うのが効果的です。
- ☑ 反動は使わず、**筋肉を意識しながら**
  ゆっくりと反復するのがポイントです。
- ☑ **水分をしっかり**とりながら行ってください。

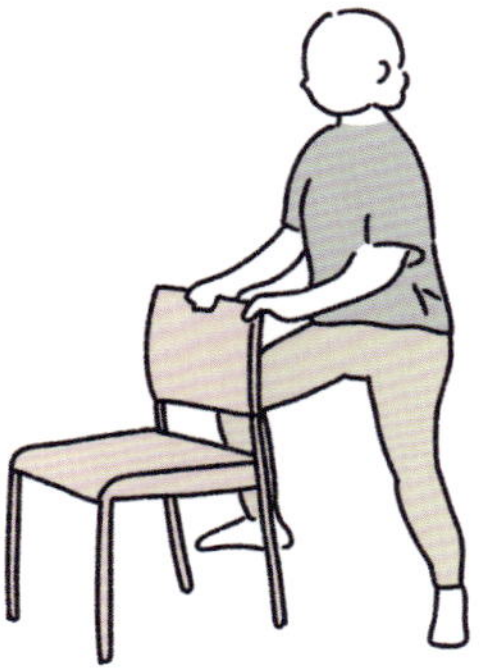

本山式

認知機能改善30秒スクワットの ここがすごい!

短時間のシンプルな運動で大きな効果を生み出すのがこのスクワットの特徴。感覚神経の不調を解消して認知機能改善を促します。

1 3秒で1回、30秒で10回スクワットをするだけ!

落とした腰を3秒間で上げ下げするのがワンセット。この簡単な動きを10回繰り返すだけなので年齢や性別を問いません。気が向いたときに手軽にできるのも魅力です。

2 『基本のスクワット』だけで4つの筋肉を鍛えられる

『基本のスクワット』を行うだけで4つの筋肉を効率的に、しっかりと刺激。休眠状態にある感覚神経を目覚めさせます。

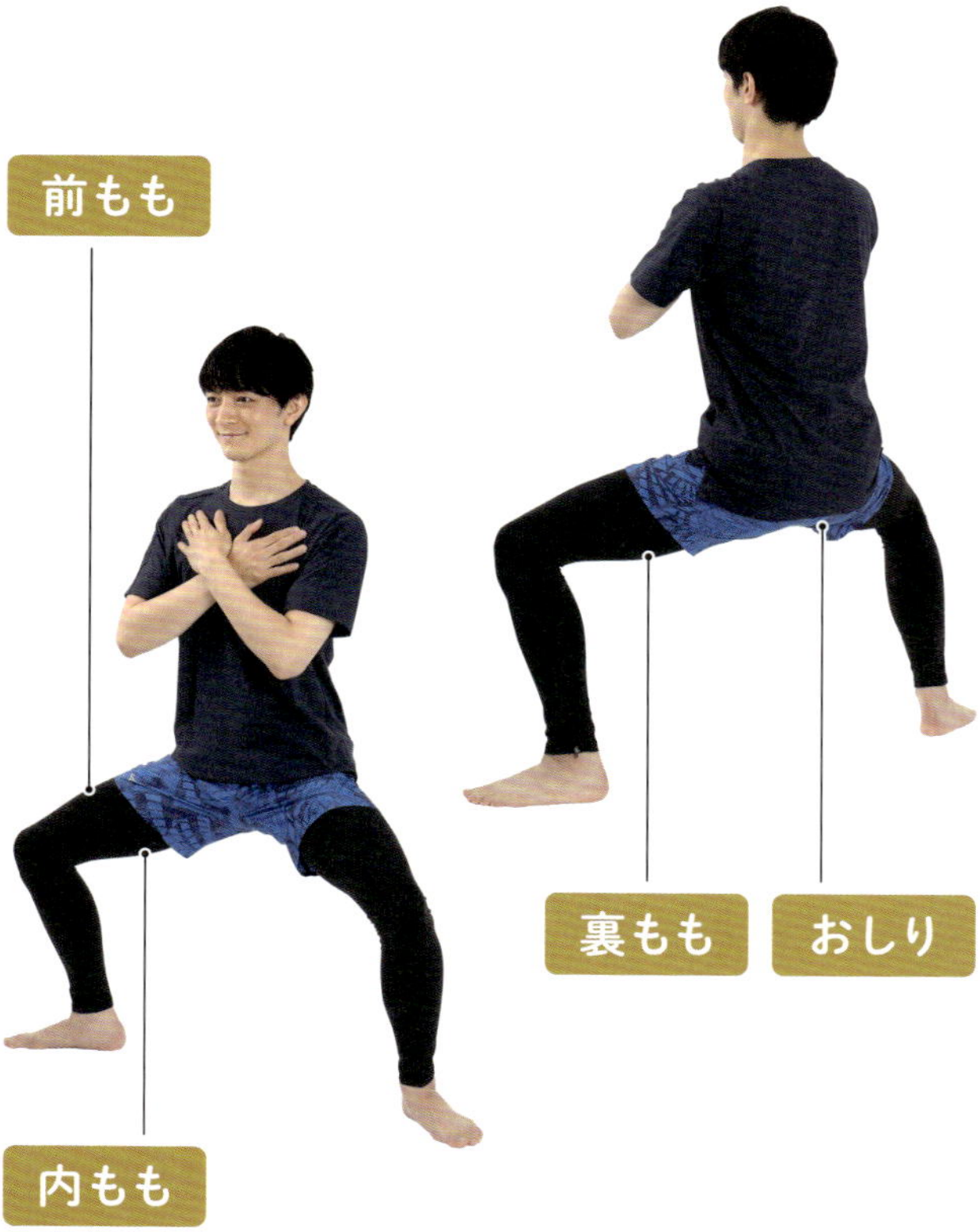

前もも　内もも　おしり　裏もも

3 片脚4カ所、両脚で8カ所から脳へ信号が送られるようになる

スクワットの作用で「前もも、内もも、おしり、裏もも」から、大量の筋刺激が繰り返し、感覚神経を通じて直接に脳へ。認知機能改善の有効な足がかりを築いてくれます。

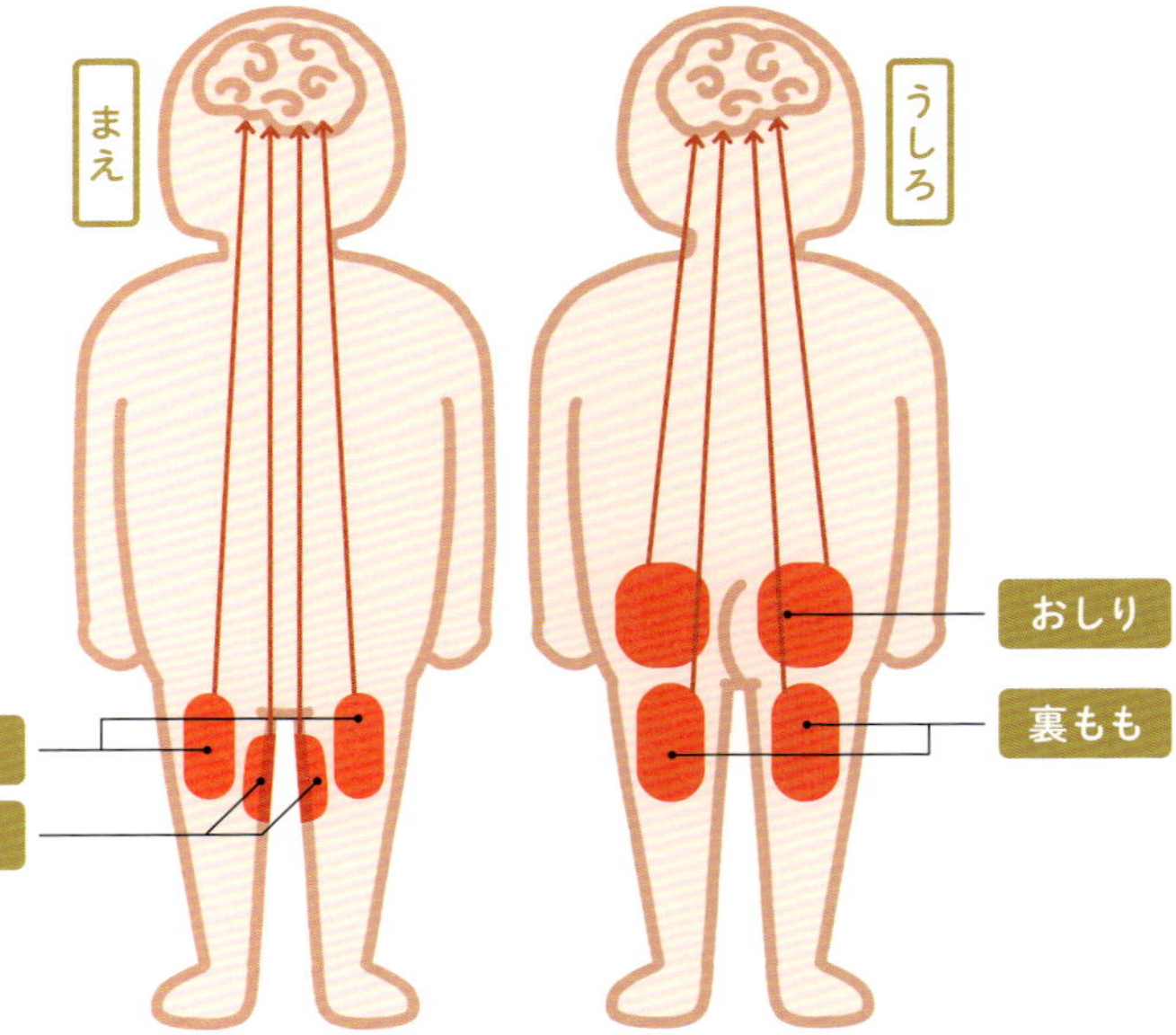

脳へ信号をたくさん送ると感覚神経がつながりやすくなる

↓

記憶力が回復する

POINT

まずは 前もも のみに意識を集中すること!

重要なのは、1カ所ずつ意識をして鍛えること。まずは、**前もものみ**を意識してスクワットを行ってみましょう。痛いな、疲れたなと感じたら次は**内もものみ**を意識して行います。もし、**感覚が戻らない場合は、戻るまで前もものみを続けて**みてください。

前もも 内もも おしり に効く

基本のスクワット

本山式

認知機能改善

30秒スクワット

腰を落とした姿勢のまま、10㎝ほど上下運動を繰り返すのがポイント。筋肉の緊張が続くことで負荷と効果がより高まります。背すじをまっすぐに保つことも重要です。

1 両手をクロスさせて脚を肩幅より広く開く

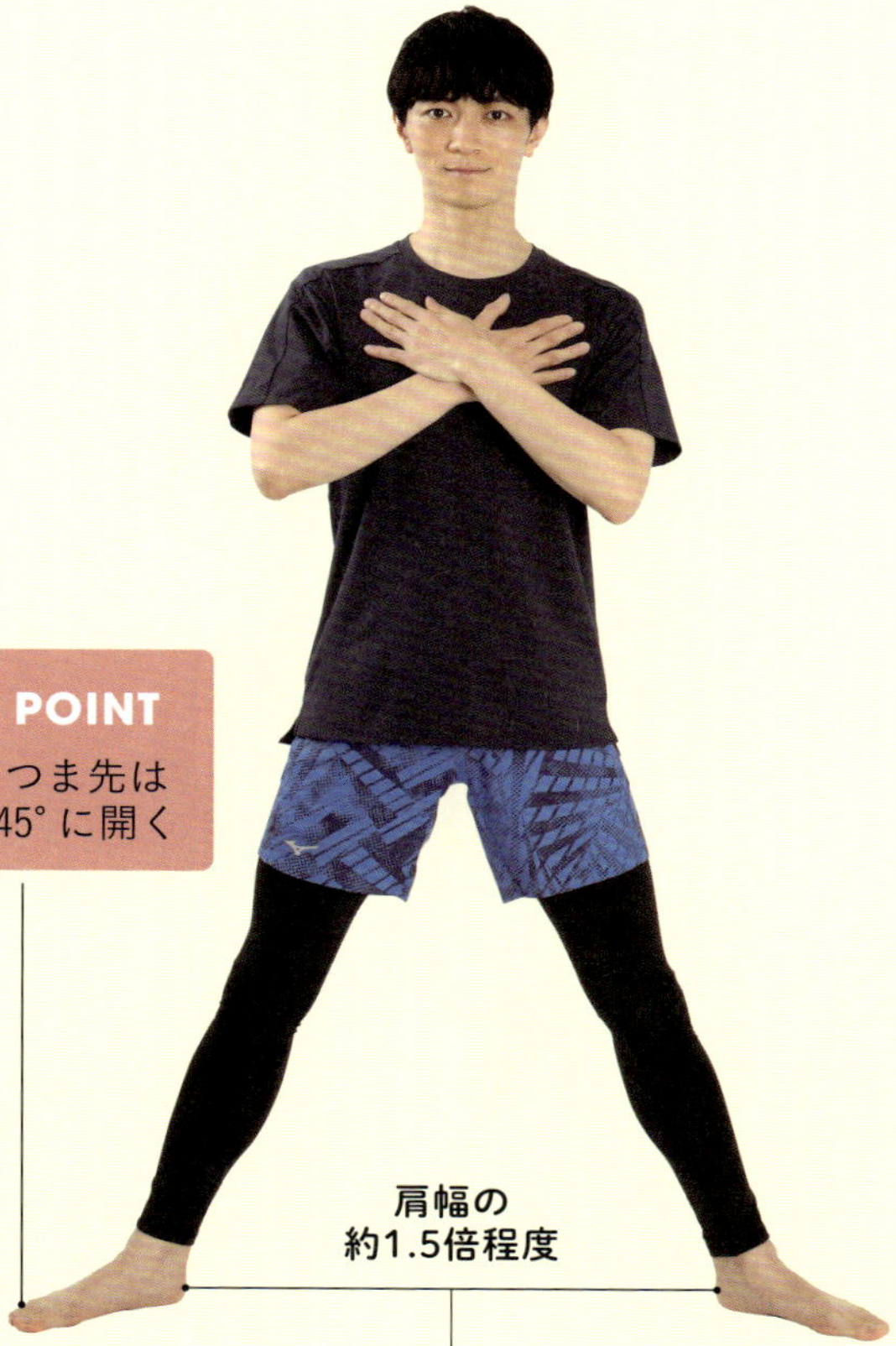

POINT
つま先は45°に開く

POINT
60㎝以上を目指す

動画で動きをチェック

2 ひざと股関節を曲げて真下に20㎝程度腰を落とす

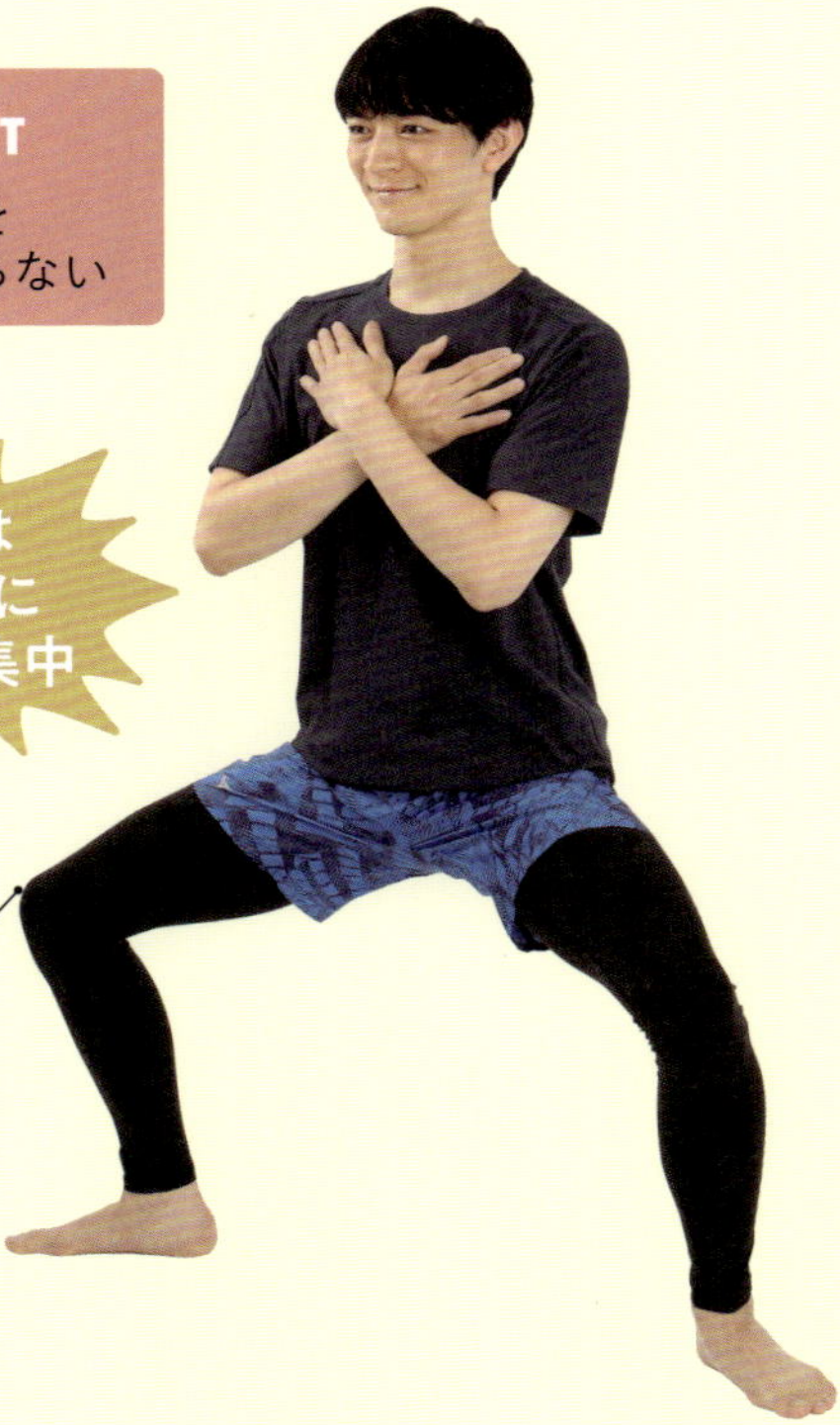

POINT

ひざはつま先の方向へ曲げる

3 腰を落とした状態から完全に立ち上がらないよう、10㎝上に戻る。2、3をくり返し、30秒で10回を目標に行う

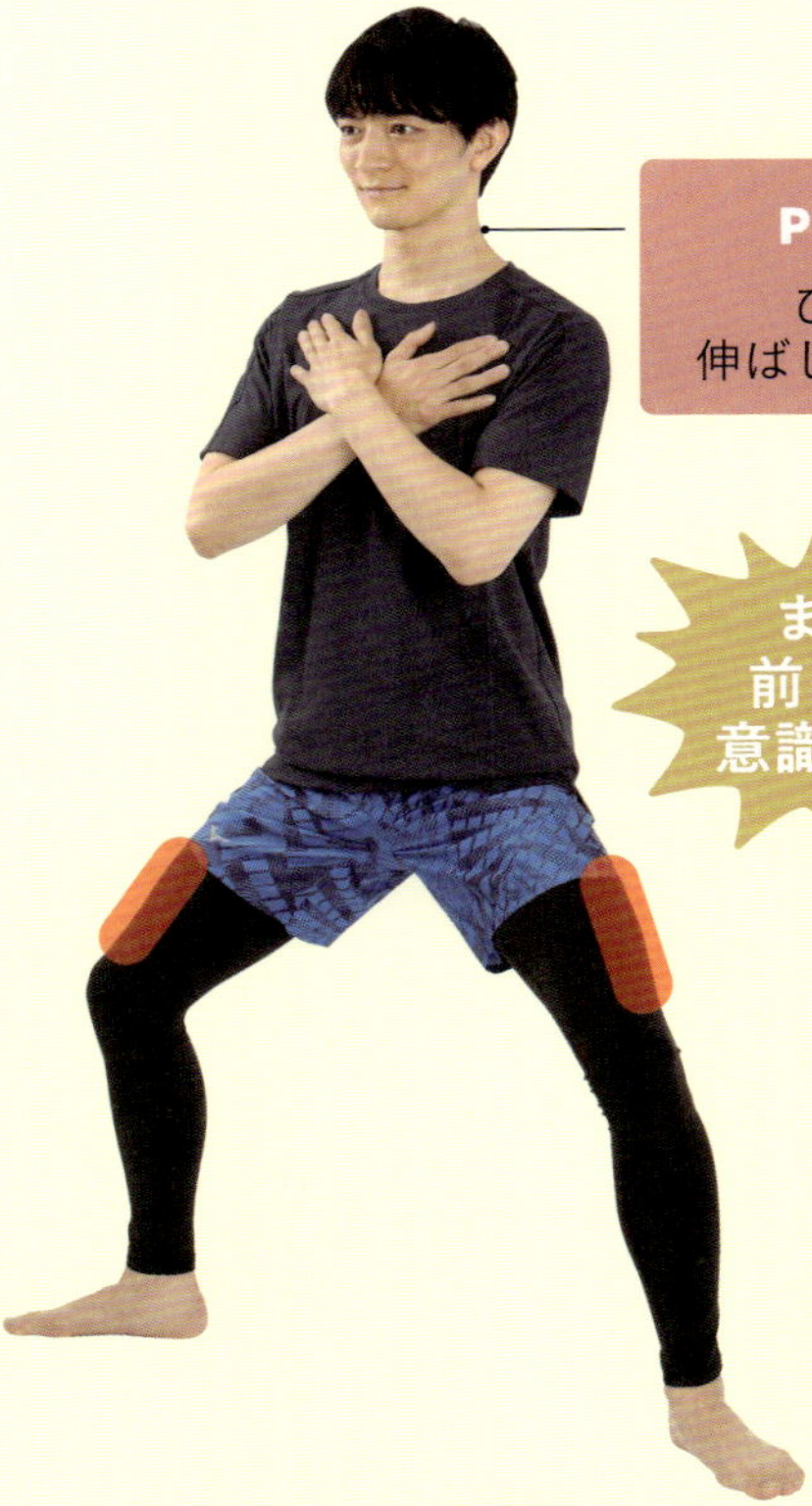

POINT

ひざを伸ばしきらない

まずは前ももに意識を集中

CHECK

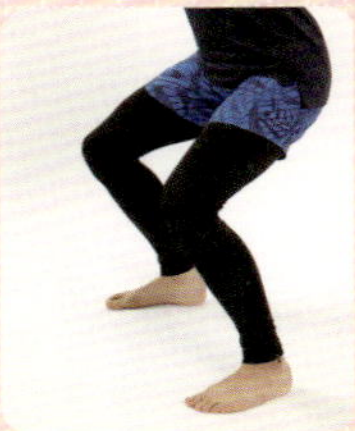

ひざを深く曲げるのが大変な場合は、できる範囲でOKです。

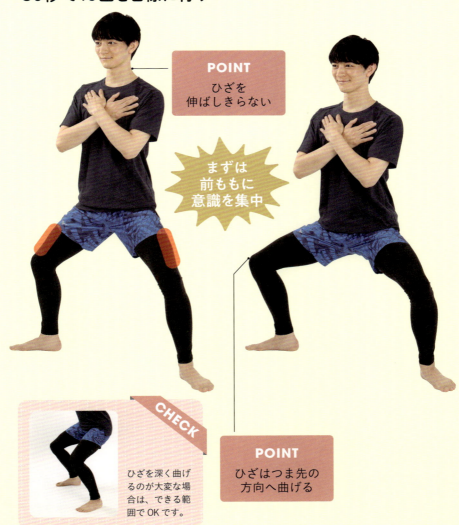

30秒スクワットのコツ

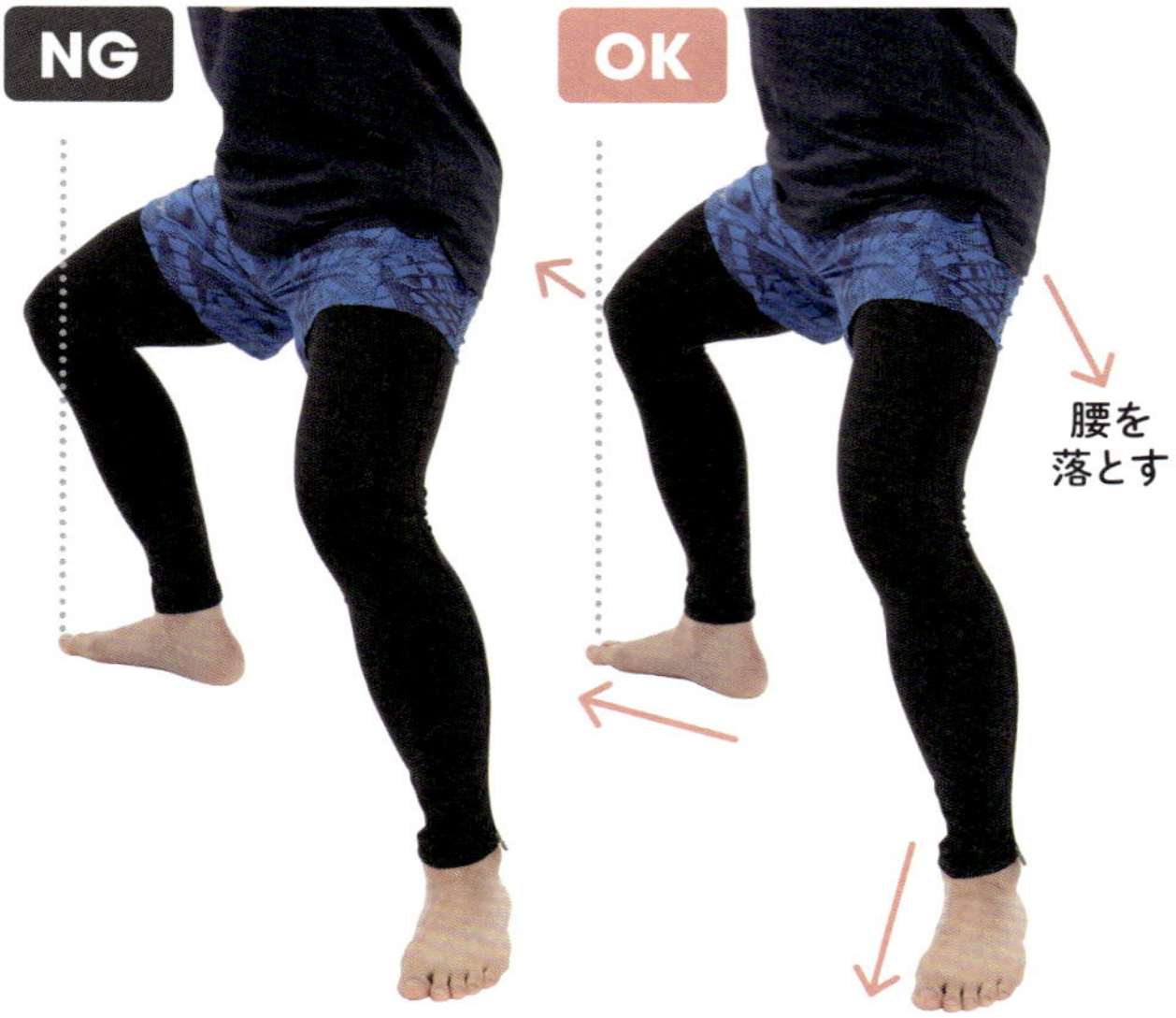

コツ 1

ひざはつま先の方向に曲げて腰を落とす

ひざを曲げる際は、つま先からひざが出ないように、腰を20cmほど真下に落とします。

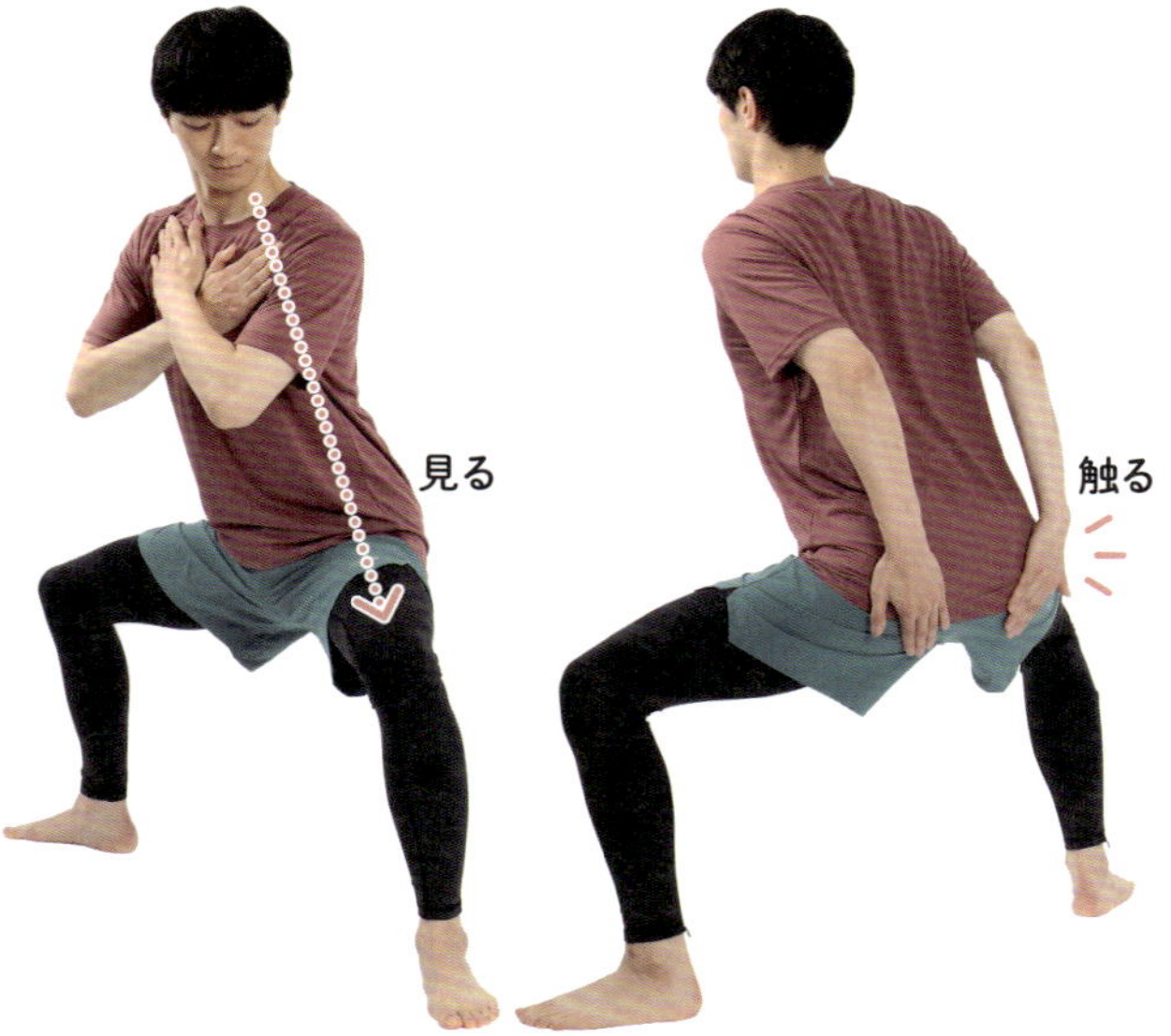

コツ 2

使っている筋肉に意識を集中させる

使っている筋肉に生じる「痛み」などの刺激を感じ取ることが最も大切です。慣れるまでは目標の筋肉を見たり、触りながらやってみましょう。

コツ3 秒数を意識しすぎない

３秒に1回、30秒で10回と設定していますが、秒数を意識しすぎてしまうと、筋肉への集中力が切れてしまうので、秒数は大体でOK。とにかく筋肉に効いているかに集中しましょう。

コツ4 感覚がつながるまでは毎日続けよう

疲労感を感じたり、筋肉痛になった場合は週に２回程度でOKですが、痛みを感じるまでは、毎日続けるのがポイントです。

むずかしい場合は

いすにつかまって30秒スクワットをする

1 いすにつかまった状態で脚を肩幅より広く開きひざと股関節を曲げて真下に20㎝程度腰を落とす

安定感のあるいすの背につかまりましょう。

2 腰を落とした状態から完全に立ち上がらないよう、10㎝上に戻る。1、2をくり返し、30秒で10回を目標に行う

ひざは曲がる所まででOKです。

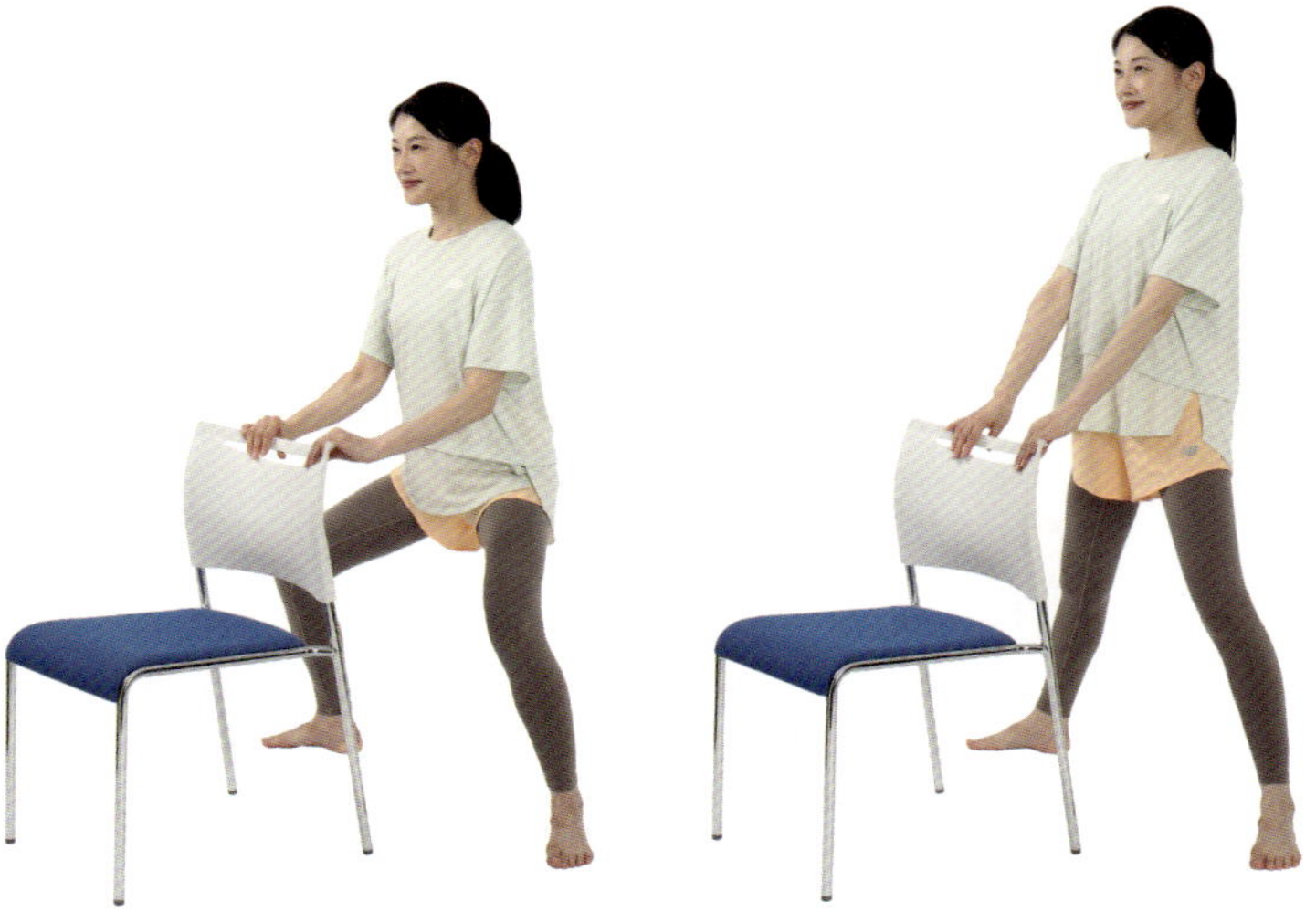

動画で動きをチェック

裏もも に効く

基本のスクワット

本山式

認知機能改善

30秒裏ももスクワット

前もも、内もも、おしりは同じ動きで、意識を変えるだけでしたが、裏ももは、少し動きが変わります。おしりを真下ではなく、突き出しながら腰を落とすのがポイント。

1 両手をクロスさせて 脚を肩幅に開く

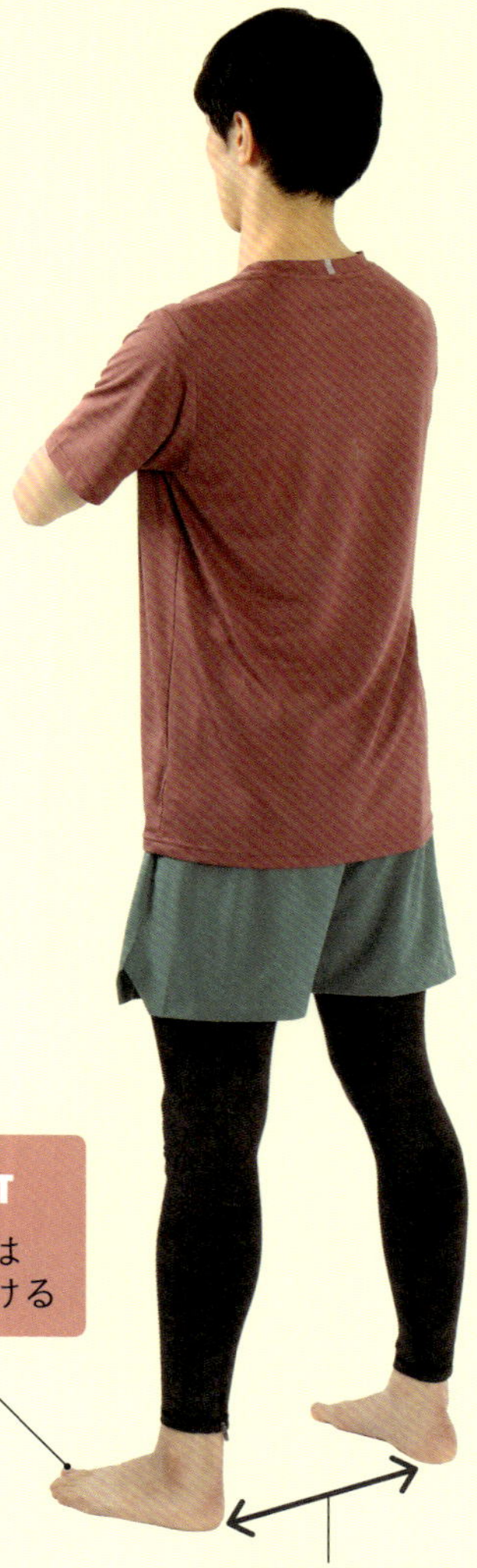

POINT
つま先は正面に向ける

POINT
肩幅に開く

動画で動きをチェック

2 ひざと股関節を曲げて
おしりを突き出すように
20㎝程度腰を落とす

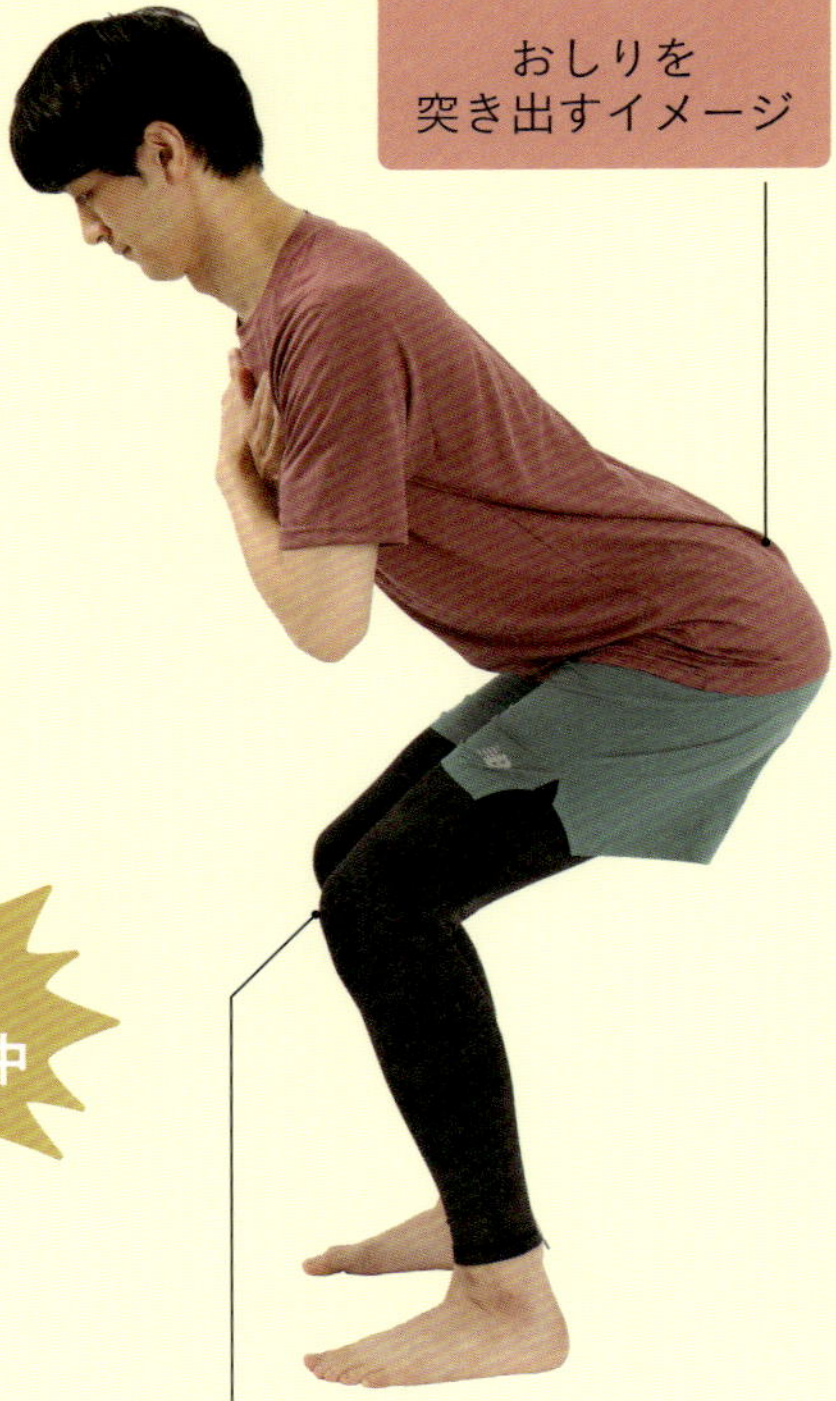
POINT
おしりを
突き出すイメージ
POINT
ひざが前に
出すぎないよう注意

3 腰を落とした状態から
完全に立ち上がらないよう、
10㎝上に戻る。
2、**3**をくり返し、
30秒で10回を目標に行う

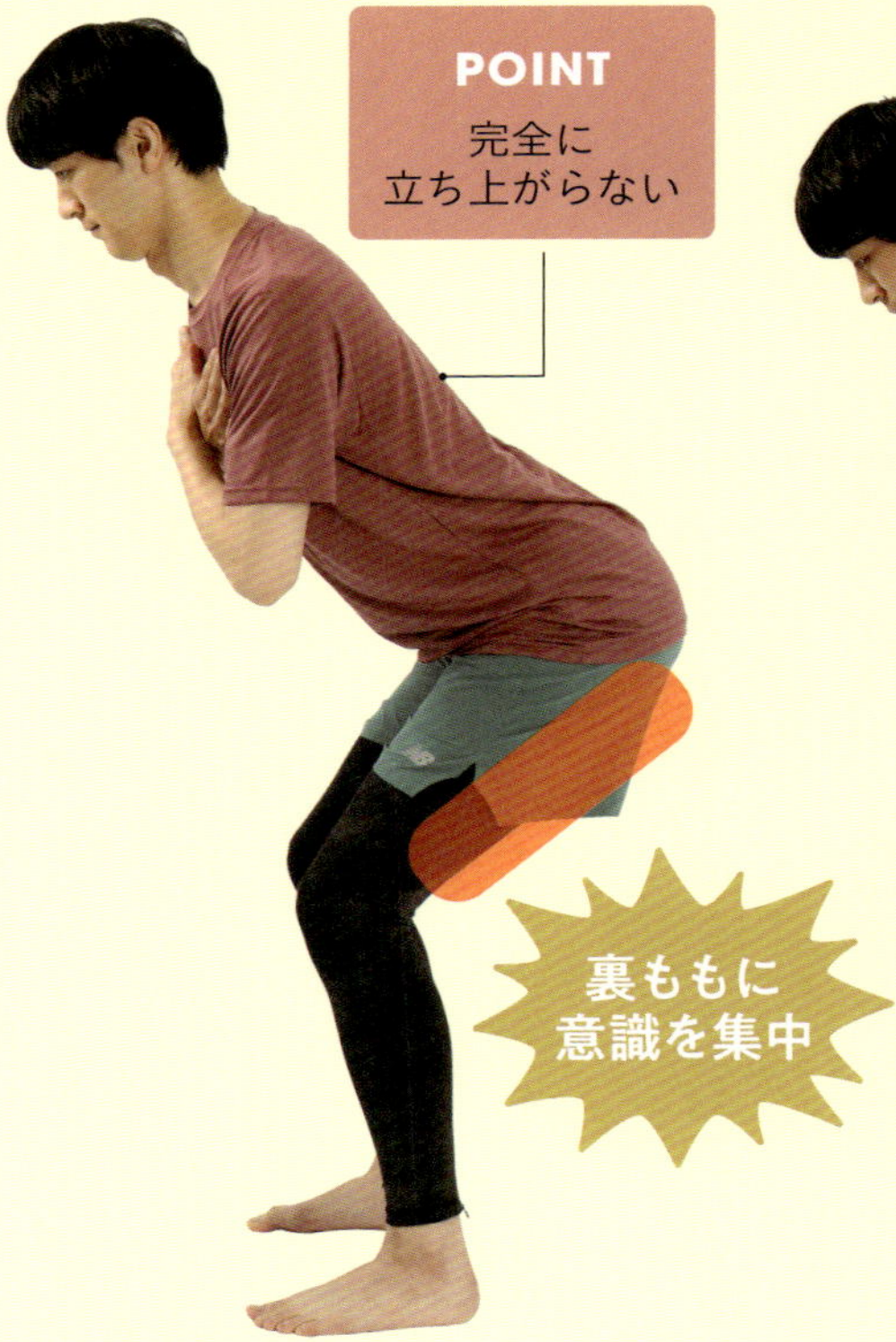
POINT
完全に
立ち上がらない
裏ももに
意識を集中

感覚神経をつなげるトレーニングプログラム

最初は前ももに痛みが感じられるまで毎日続け、刺激を感じたら内もも、おしり、裏ももの順に同じ要領で行います。

すべての感覚神経を良好にした後は、週に2～3回のスクワットでさらなる脳と体の若返りを目指しましょう。

STEP 1

認知機能改善 30秒スクワット

前もも を行う

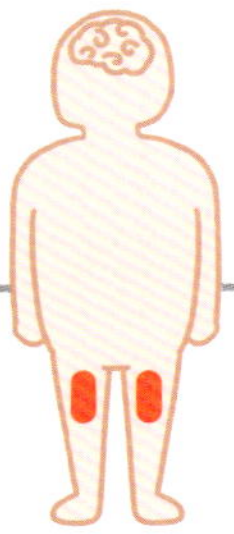

前もも を意識して
30秒で10回行う

①

両手をクロスさせて
脚を肩幅より広く開き
真下に20㎝程度
腰を落とす

74ページの『30秒スクワット』を
『前もも』を意識して行う

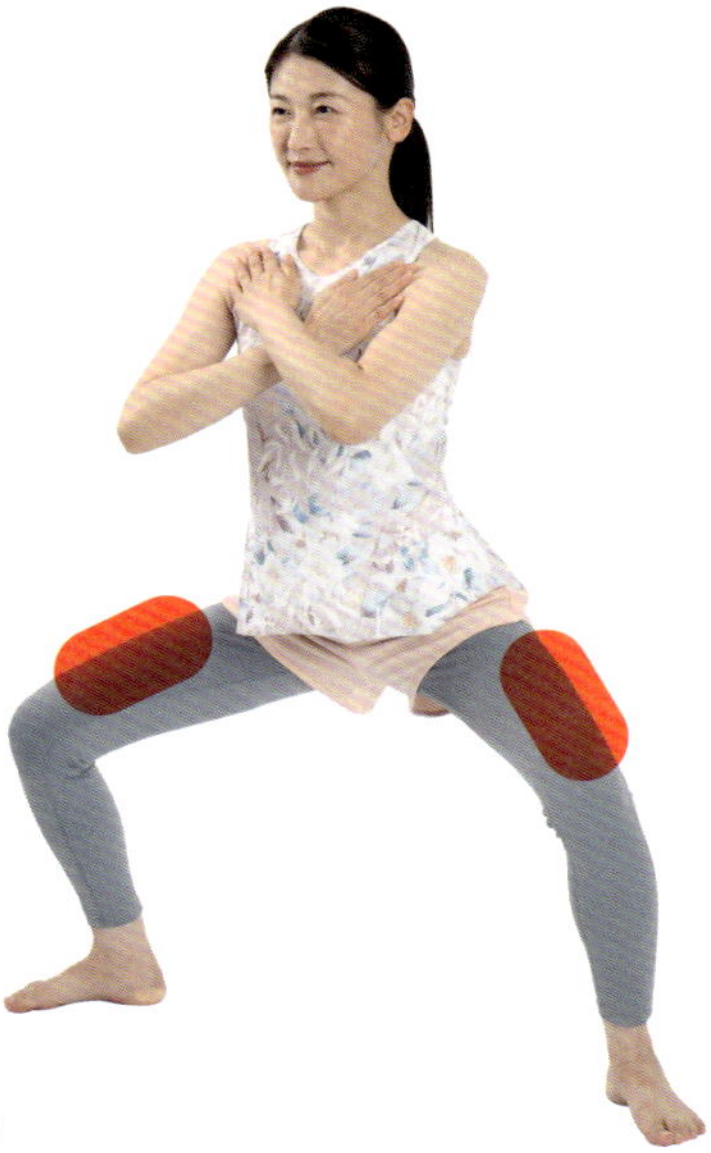

②

①の状態から
10㎝上に戻る。
①、②をくり返し、
30秒で10回を
目標に行う

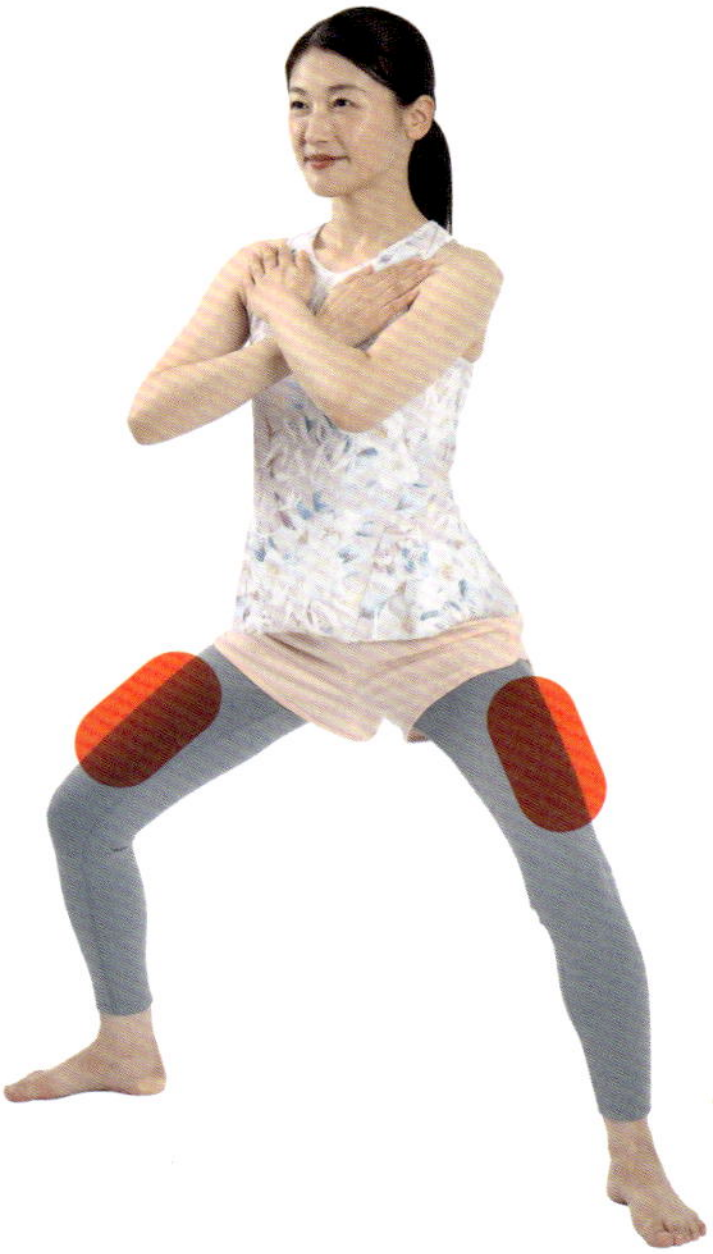

- まずはとにかく **前もも** のみを意識すること

- 痛みや疲れを感じない場合は、毎日 **STEP 1** 前ももをくり返します。

- 10回以上できそうなら、20回、30回行っても問題ありません。その場合も休憩ははさまずに、連続して行うとより負荷がかかって効果的です。

毎日続けましょう

月	前もも
火	前もも
水	前もも
木	前もも
金	前もも
土	前もも
日	前もも

POINT

感覚神経がつながるタイミングは
1週間、1カ月、3カ月、6カ月と個人差がありますが、
あきらめずに続けてみてください。

前もも が筋肉痛になったと感じたら
STEP 2 内もも へ進みます

STEP 2

認知機能改善 30秒スクワット

内もも を行う

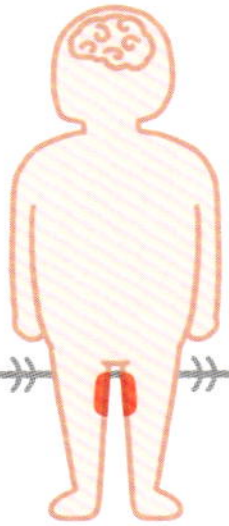

内もも を意識して30秒で10回行う

① 両手をクロスさせて脚を肩幅より広く開き真下に20cm程度腰を落とす

74ページの『30秒スクワット』を『内もも』を意識して行う

② ①の状態から10cm上に戻る。①、②をくり返し、30秒で10回を目標に行う

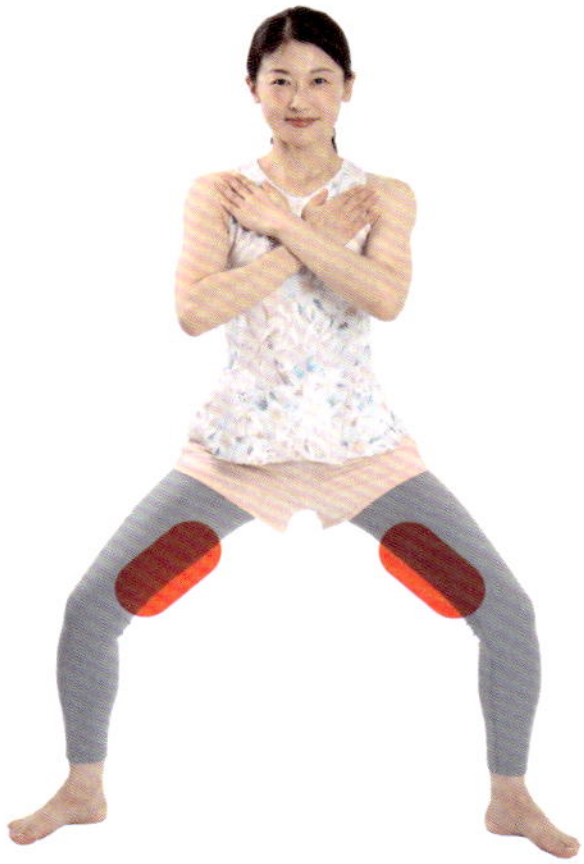

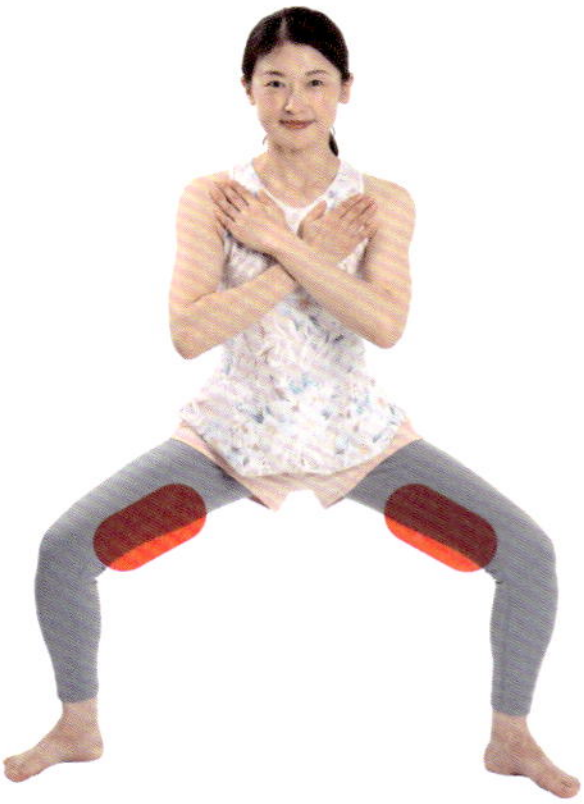

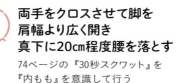

POINT

内ももは、 実際に触りながら行うとしっかりと意識して使えるようになります。

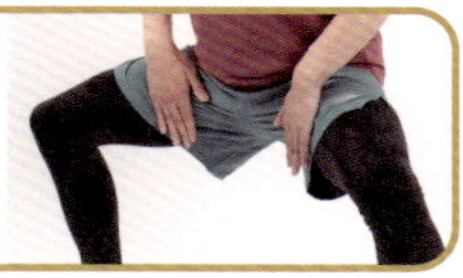

内もも が筋肉痛になったと感じたら STEP 3 おしり へ進みます

STEP 3

認知機能改善 30秒スクワット

おしり を行う

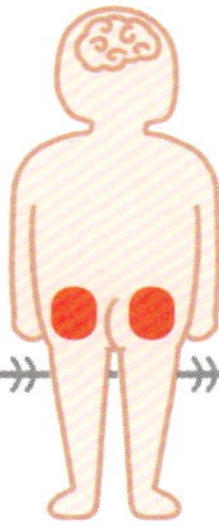

おしり を意識して30秒で10回行う

① 両手をクロスさせて脚を
肩幅より広く開き
真下に20cm程度腰を落とす

74ページの『30秒スクワット』を
『おしり』を意識して行う

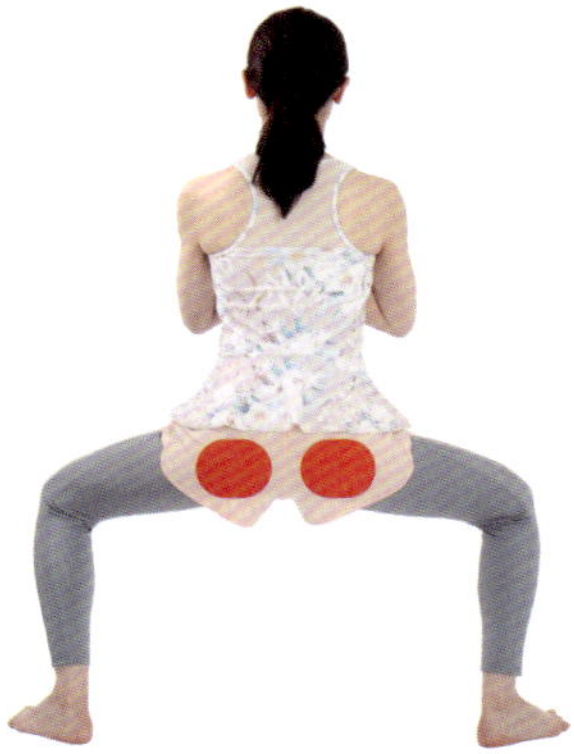

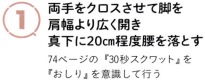

② ①の状態から10cm上に戻る。
①、②をくり返し、
30秒で10回を目標に行う

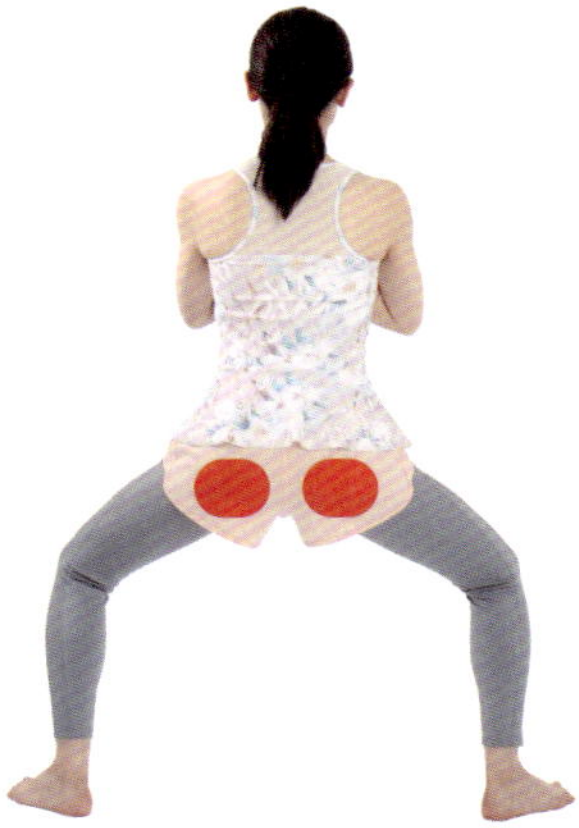

POINT

おしりの感覚神経はつながっていない方が多い傾向にあります。 つながるタイミングには個人差があるので、あきらめずに続けてください。

おしり が筋肉痛になったと感じたら
STEP 4 裏もも へ進みます

STEP 4

認知機能改善 30秒スクワット

裏もも を行う

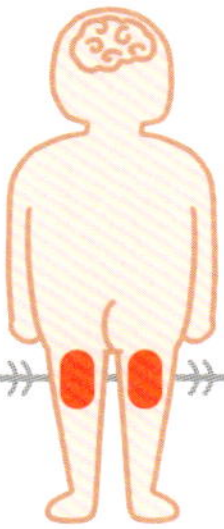

裏もも を意識して30秒で10回行う

① 両手をクロスさせて脚を肩幅に開き、おしりを突き出すように20㎝程度腰を落とす

78ページの『30秒裏ももスクワット』を行う

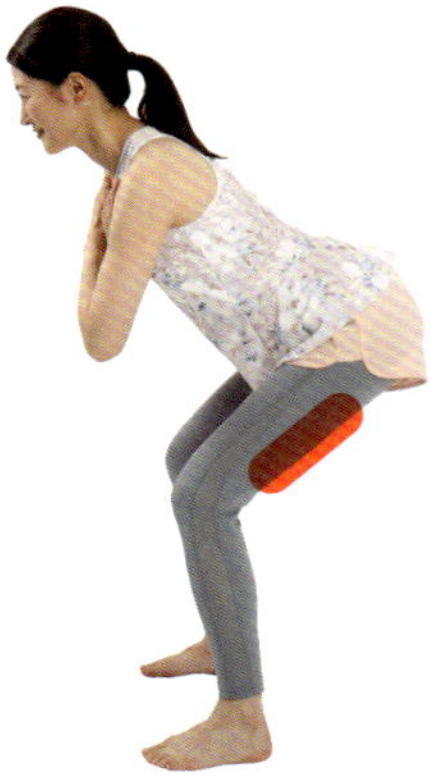

② ①の状態から10㎝上に戻る。①、②をくり返し、30秒で10回を目標に行う

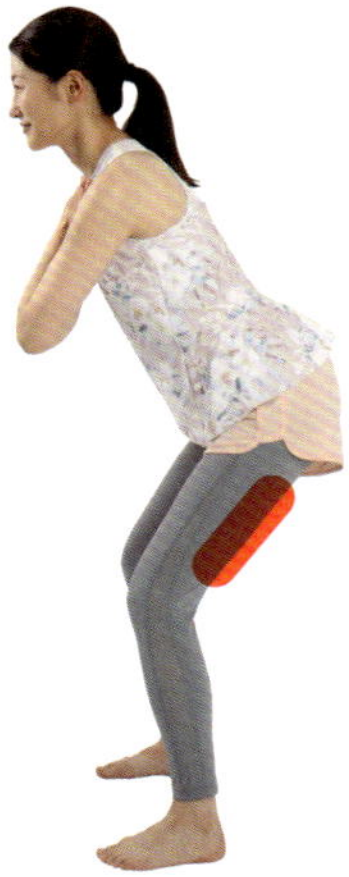

裏もも が筋肉痛になったと感じたら ひとまず

クリア

感覚神経がつながってきています！

28ページの「認知機能テスト」に再びチャレンジして記憶力が回復しているかチェックしてみましょう。

感覚神経がつながったなと
実感した後のトレーニングプログラム

- ☑ 週に2～3回に切り替えてスクワットを継続する
- ☑ 基本の30秒スクワットと『プラスα』の筋トレを行う（86ページ参照）

月	『基本の30秒スクワット』（痛みを感じにくい部位） ＋	STEP 5 ふくらはぎの筋トレ（86ページ）
火		
水		
木	『基本の30秒スクワット』（痛みを感じにくい部位） ＋	STEP 6 背中の筋トレ（88ページ）
金		
土	『基本の30秒スクワット』（痛みを感じにくい部位） ＋	STEP 7 STEP 8 おなか・二の腕の筋トレ（90、91ページ）
日		

感覚神経のつながりが悪い
部位があれば、そこに集中して
それだけを続けてもOKです。
余力があったらプラスαのふくらはぎの
トレーニングも取り入れてください。

プラスαの筋トレ1

血液を全身にめぐらせる
ふくらはぎ

STEP 5 ふくらはぎを意識して
目標左右10回ずつ

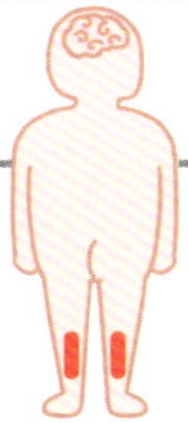

① 20㎝ほど距離をあけて
いすにつかまり、右足を軽く浮かせる

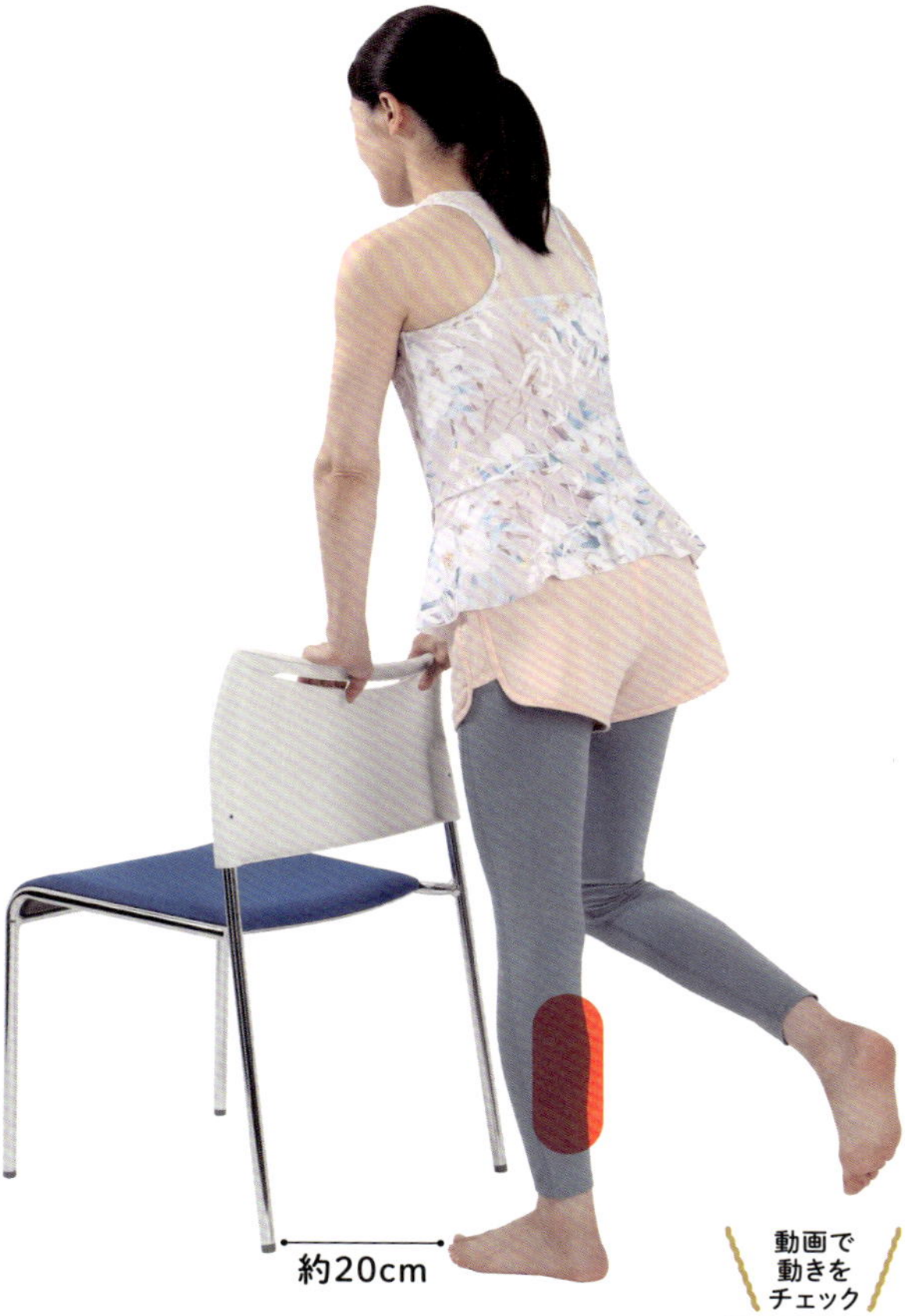

動画で
動きを
チェック

いすにつかまった状態で片足のかかとを上下させます。ポイントは動作中にかかとを床につけないこと。筋肉に負荷をかけ続けることで運動効果が高まります。

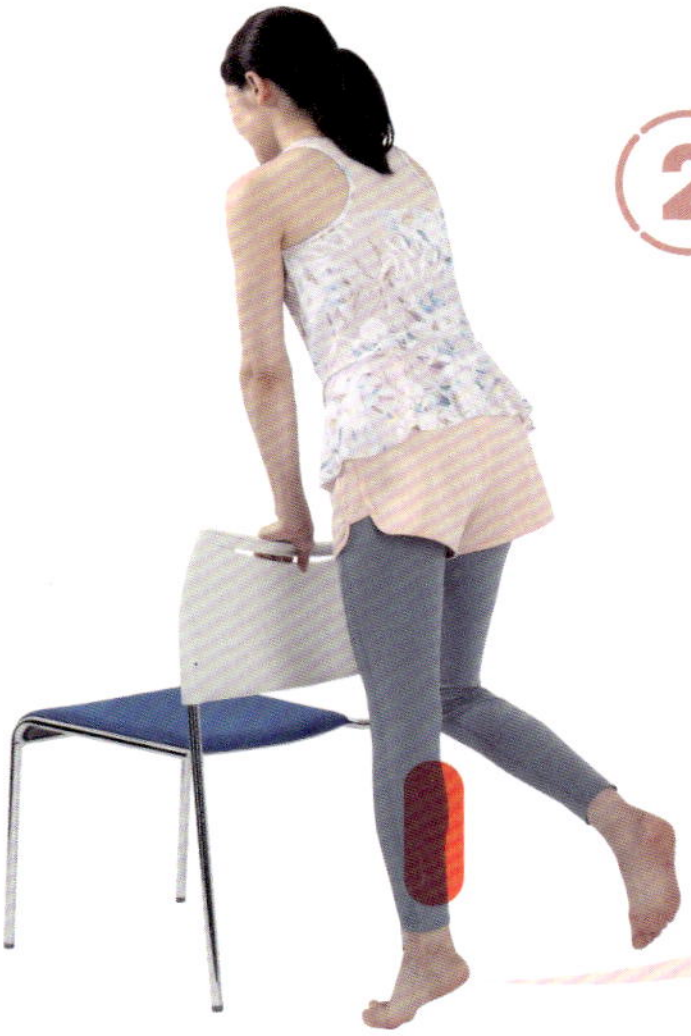

② 左足のかかとを ゆっくり上げ下げする 10回行い、反対側も同様に繰り返す

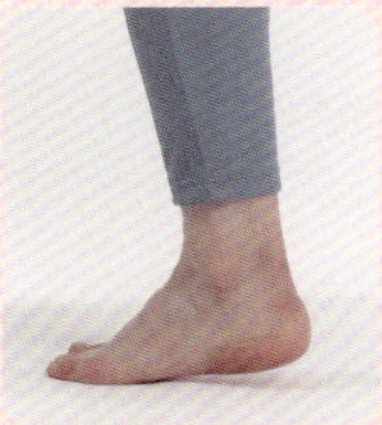

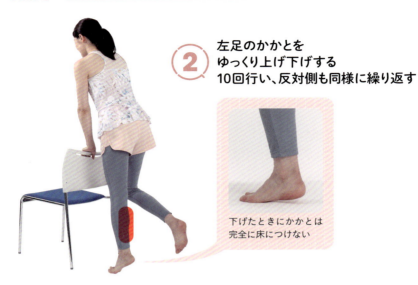

下げたときにかかとは
完全に床につけない

むずかしい場合は いすに座って行う

1 いすに軽く腰かけ、脚をこぶし1つ分開いて手はひざの上に置く

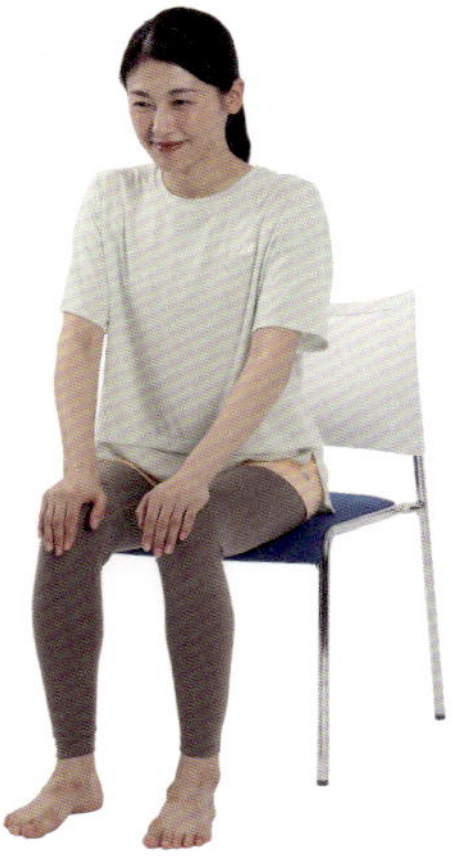

2 両手でひざを真下に押しながらかかとを10回上げ下げする

座って行う場合は、1回1回
かかとを床につけて行います。

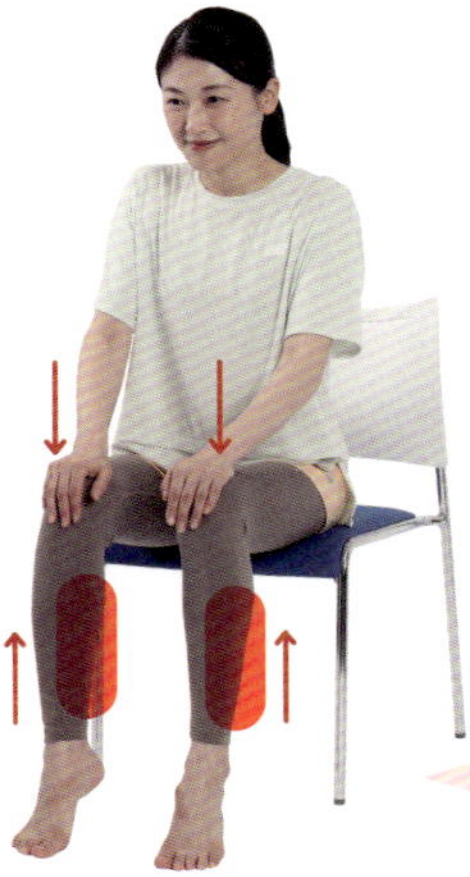

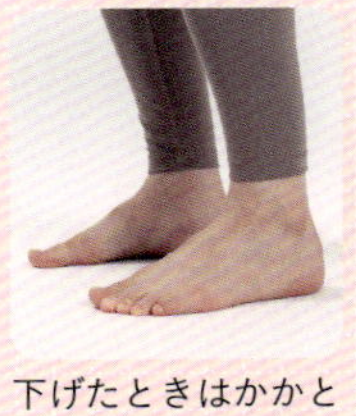

下げたときはかかと
を床につけてOK

動画で
動きを
チェック

プラスαの筋トレ2

背中

何歳になっても姿勢をキープ

背中から脳への感覚神経を快調にするトレーニングです。また、広背筋《こうはいきん》という背中の筋肉を刺激することで、新陳代謝《しんちんたいしゃ》や基礎代謝率《きそたいしゃりつ》の向上につながります。

STEP 6

背中 を意識して目標左右10回ずつ

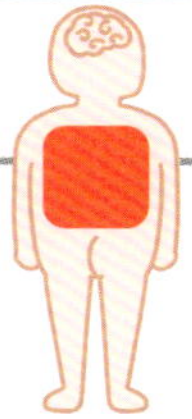

① いすに浅く腰かけ背すじを伸ばして片方のひざを持つ

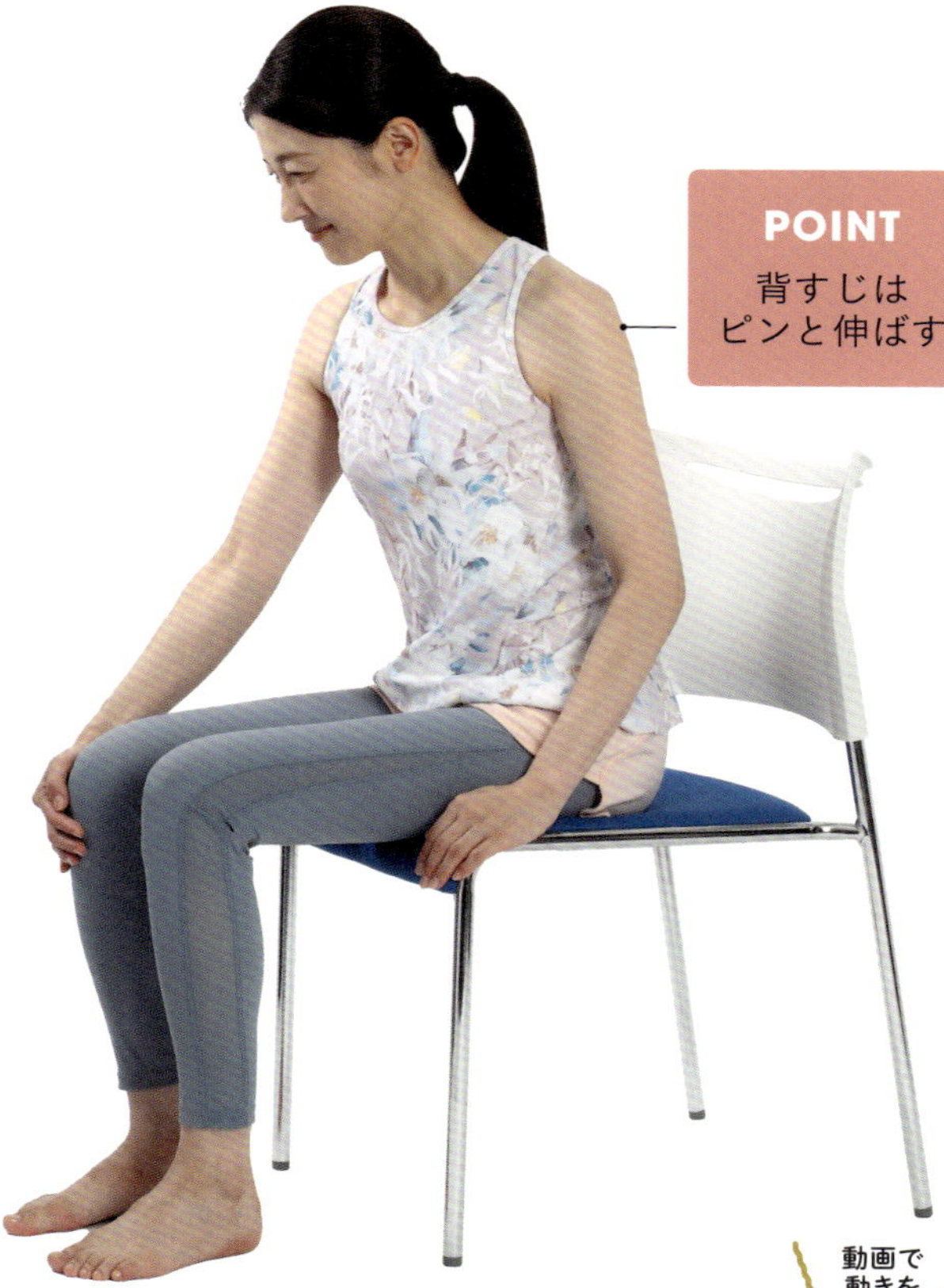

POINT

背すじはピンと伸ばす

動画で動きをチェック

②

背すじを伸ばしたまま、
ひざを胸側に引き寄せる。
10回行い、
反対側も同様にくり返す

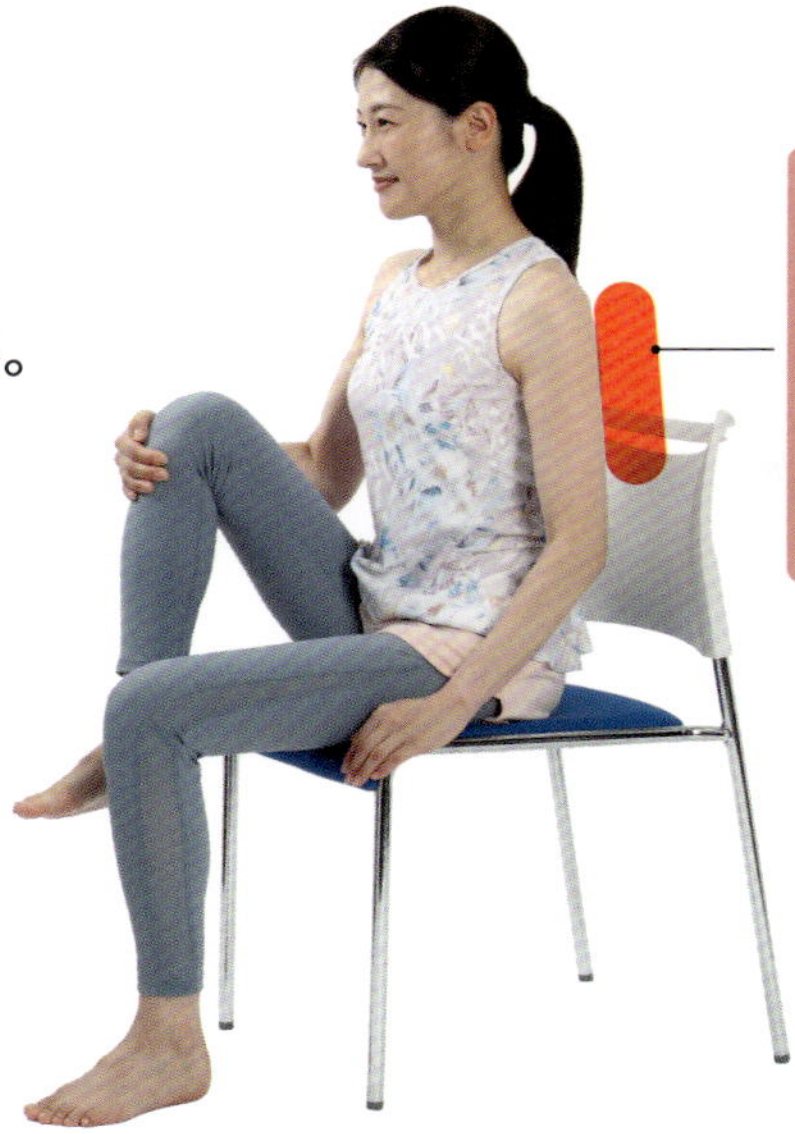

POINT
背すじは
ピンと伸ばし、
背中に効いて
いることを
意識して行う

むずかしい場合は

立って背伸びをする

1 脚を肩幅に開き、
ひざを曲げて
おしりを突き出す

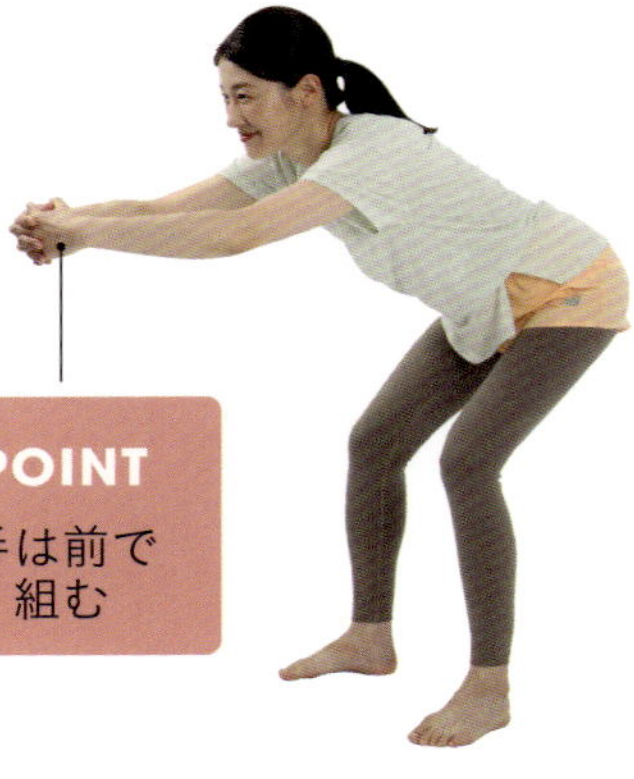

POINT
手は前で
組む

2
ひざを伸ばしながら
背伸びするように
両手を頭の上に伸ばす
これを10回くり返す

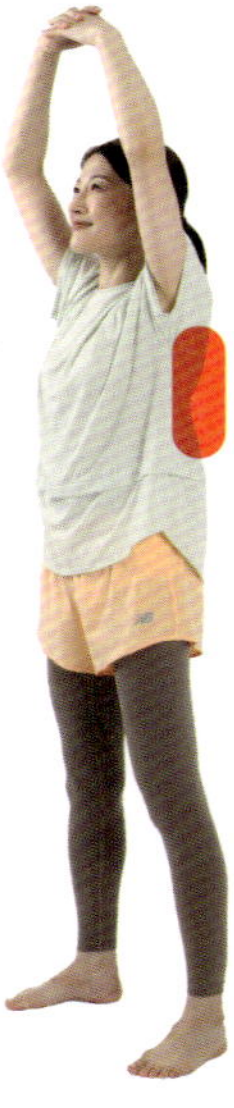

動画で
動きを
チェック

プラスαの筋トレ3

メタボ予防にも おなか

太ももの筋肉ではなく、おなかの筋肉（腹筋）を使って足踏みを繰り返すことが重要です。おなかまわりの引き締めのほか、内臓を元気にする効果も期待できます。

STEP 7

おなか を意識して
目標20回

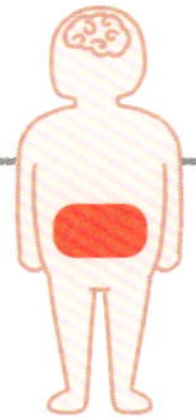

① いすに軽く腰かけ
いすのふちをつかむ

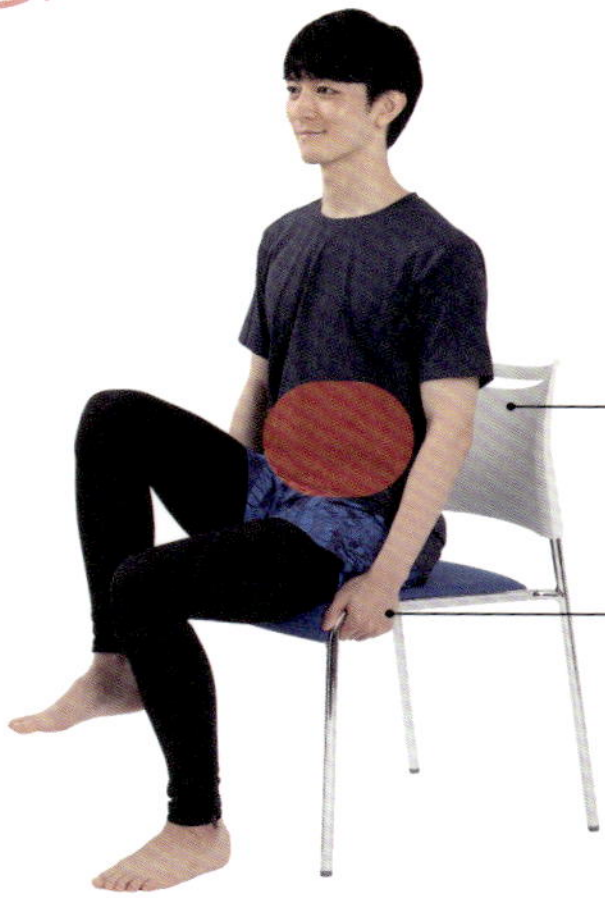

POINT
背もたれに
背をつけない

POINT
いすを
しっかりと
つかむ

② おなかを使ってももを持ち上げる
イメージで左右交互に10回ずつ上げる

POINT
限界まで
ひざを高く
持ち上げる

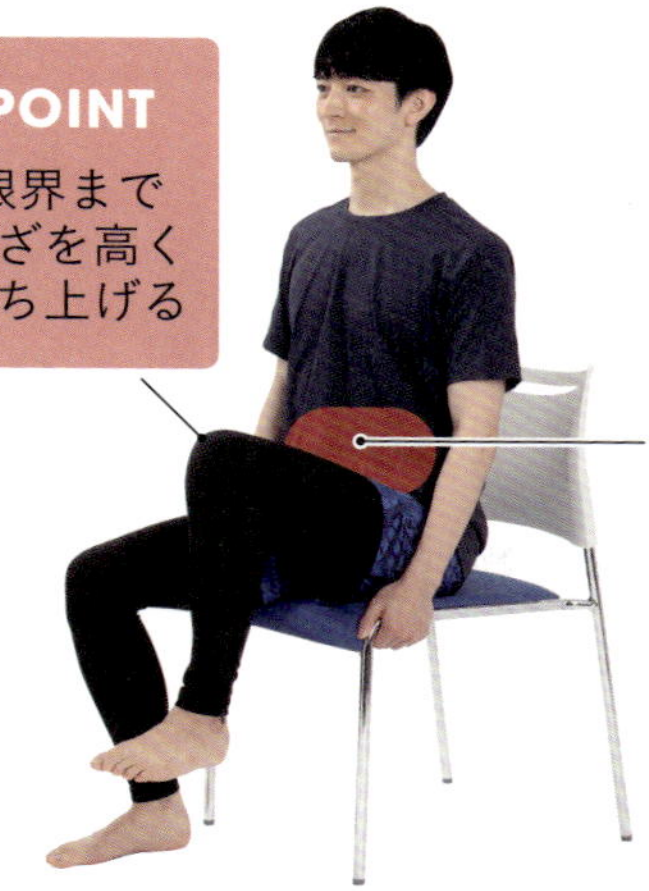

POINT
太ももではなく、
おなかで
持ち上げるよう
意識して行う

動画で
動きを
チェック

プラスαの筋トレ4

二の腕

日常の作業が楽になる

STEP 8

二の腕 を意識して
目標左右10回ずつ

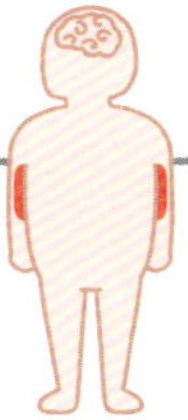

二の腕は物を持ち上げるときなど、日常生活でよく使われる筋肉のひとつ。その分、刺激に慣れきっているので、より一層筋肉への集中を高めて行ってください。

1. いすに腰かけ左の手のひらを上に向けてひじを曲げ、左手に右手をのせる

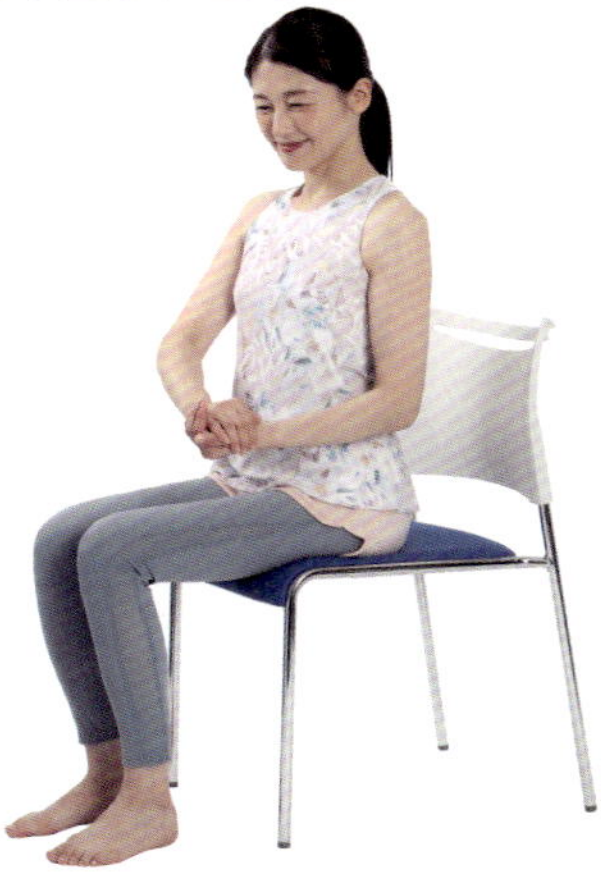

2. 右手で左手を押し、左手はそれを胸の方に押し返すよう持ち上げる。10回くり返し、反対の手も同様に行う

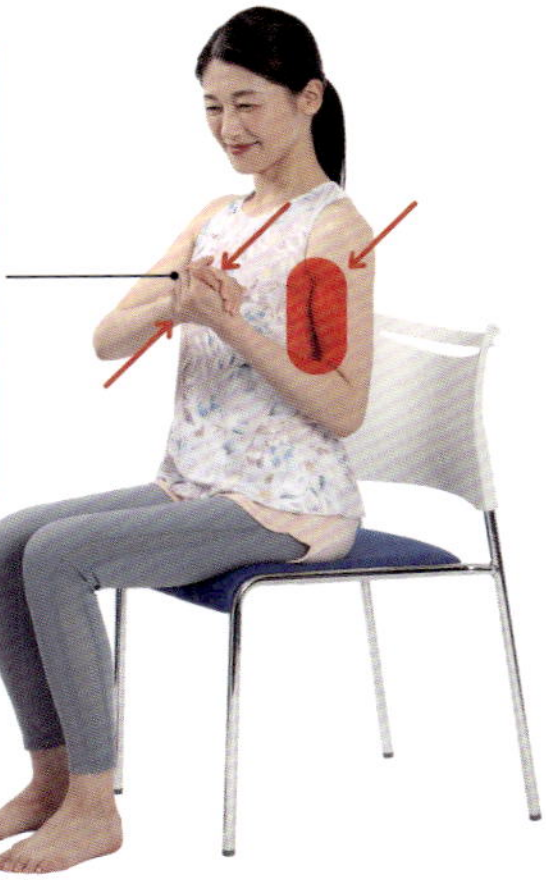

POINT
手押し相撲のように押し合い、力こぶに痛みを感じられたらOK

動画で動きをチェック

Column 3

認知機能を改善する「すごい生活習慣」

その1

食事は地中海食がおすすめ！

食習慣で大切なのは肉よりも魚介類や野菜中心の献立にすること。魚ならアルツハイマー型認知症の予防効果があるDHAやEPAなど、不飽和脂肪酸が豊富なアジやサンマ、サバなどを食べるようにしてください。野菜やくだものには認知症予防に有効な抗酸化物質のポリフェノールやビタミンCなどが多く含まれます。

実はこうした食材をメニューの中心にしているのがイタリアやギリシャ、スペインといった地中海沿岸の国々。オリーブオイルを使った魚や野菜料理中心の食事、ナチュラルチーズやヨーグルト、くだものをたっぷり摂る「地中海食」は、認知機能改善食のお手本といえます。この地域の人々に動脈硬化や脳血管障害など、認知症の発症リスクを上げる病気が少ないのも、食生活が大きく影響しているようです。

理想的な摂り方

地中海食の代表的な食材と、その理想的な摂取頻度を図にしたものです。下層にある食材は毎日欠かさず食べたいもので、中間層は週に数回が目安です。上層の食材は月に数回など控えめがいいでしょう。

推奨される飲み物

- 水
- 適量の赤ワイン

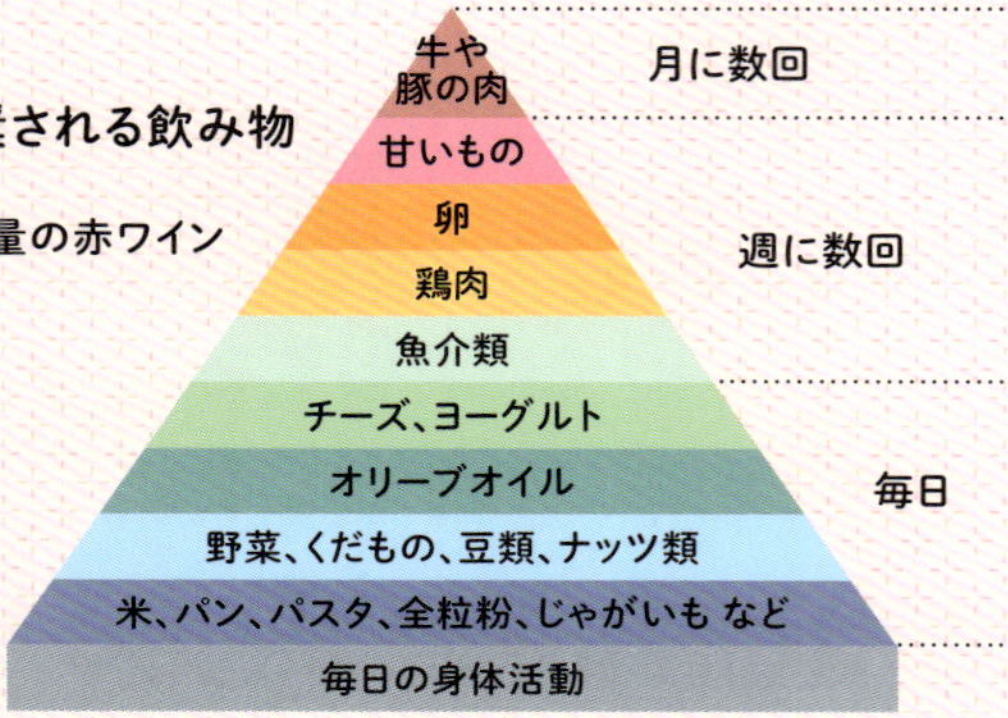

その2

良質な睡眠で脳のゴミを外に出す

アルツハイマー型認知症の原因ともなる「アミロイドβ」は、しっかりと眠ることで脳の外に排出されるため、不規則な睡眠になると老廃物となって脳内にたまりやすくなります。脳にやさしい睡眠習慣を心がけましょう。

良質な睡眠をとるための5つのポイント

1 昼寝は30分以内。午後3時までに

短時間の昼寝は認知症のリスクを下げてくれます。ただし、夜しっかり眠るため午後3時までに、30分以内で、という条件付きです。

2 食事は就寝の3時間前までにすませる

寝る直前に食べると体温が下がりにくく、眠りが浅くなりがち。消化にも2～3時間かかります。

3 入浴は寝る1～2時間までに

快眠条件のひとつが体温の低下。入浴で上昇した体温が下がるまでの時間が必要です。ちなみに、お風呂の湯温は脳がリラックスする39～40℃のぬるめが最適。

4 就寝は21～23時が理想的

就寝時間も重要です。おすすめは21時から23時の間。できる限り22時までにベッドに入るようにしたいものです。夜更かしは認知症のリスクを高めます。

5 毎日7時間の睡眠時間を確保

6時間以下もしくは8時間以上の睡眠時間は、認知症のリスクを高めるといわれています。脳にやさしい7時間の睡眠時間を確保できるようにしましょう。

解消しよう！Q&A

Q.1 軽度認知障害（MCI）と認知症初期は同じですか？

A 違います。軽度認知障害（MCI）は認知症前段階で、認知症初期はすでに認知症になってしまった状態です。本書のトレーニングを行って感覚神経を再構築すれば、軽度認知障害（MCI）なら元の状態に戻ります。認知症初期の方でも感覚神経が良好になった人は、全員認知機能が健常者レベルに戻っています。感覚神経が再構築できなくても、進行を食い止めることはできるので諦めずに続けることが大切です。

Q.2 認知症は遺伝しますか？

A 50代までの若い段階で発症した場合は、遺伝が関係しているかもしれません。ただ、ほとんどは加齢によって起こるものです。

Q.3 糖尿病の人は認知症になりやすいですか？

A 糖尿病の人はそうでない人の２倍認知症になりやすいと言われています。糖尿病は、食事や運動などの生活習慣が関係し、血管の病気になることが多いのですが、脳血管障害が認知症に結びついていることがわかってきたのです。

Q.4 『感覚神経』が良好な人も認知症になりますか？

A 感覚神経も加齢によって低下するので、体を動かさない（筋肉を使わない）と刺激が発生せず、徐々に脳へ上がる電気信号がなくなり、発症にいたることもあります。筋肉を意識した運動を行い続けることが大切です。

「人間関係、配偶者の死、入院」などが原因で、強いストレスがかかると脳内の「アミロイドβ」や「タウたんぱく」が増える原因になり、認知症が進むこともあります。

Q.7
1カ月以上続けていますが、効果がありません

A 感覚が戻った！と感じるタイミングは人それぞれなので、1週間で戻る方もいれば、10年ほど頑張って戻った！という方もいます。ひとつの目安は、3カ月です。まずは、3カ月を目標に頑張ってみてください。

『使っている筋肉』を意識していないことも原因のひとつかもしれません。62ページ、76ページを参考にして、使っている部位を見る又は、触りながらトライしてみてください。

Q.6
運動を取り入れてもらえない場合はどうしたらいいですか?

A 運動習慣が無い場合は、難しいこともあると思います。このトレーニングは、『筋肉への意識』が重要なので、やる気が無いまま行っても効果は現れません。53ページで紹介している「ス・マ・ヌ法」や、「足ツボマット」などからトライしてみるのもおすすめです。

不安なことは全部 認知症

Q.5
『感覚神経』の働きが鈍くても、認知症にならない人はいますか?

A います。それは恐らくストレスが少ないからでしょう。感覚神経の鈍さに「ストレス」が加わると（Q４の吹き出し参照）、認知症を発症させる引き金となります。

著者

本山 輝幸（もとやまてるゆき）

総合能力研究所所長。筑波大学大学院体育研究科スポーツ健康科学修士課程修了（体育学修士）。公益財団法人健康・体力づくり事業財団所管健康運動指導士。認知症予防プロジェクト、認知症有病率調査などの国家プロジェクトの研究員を経て現在はメモリークリニックお茶の水、筑波大学附属病院精神科、メモリークリニック取手などの認知症専門医療機関でデイケアインストラクターとして認知症予防改善のための運動療法を指導。公益社団法人日本ボディビル・フィットネス連盟公認1級指導員。第24代ミスター神奈川ボディビルチャンピオン。著書に『ボケたくないなら筋トレをやりなさい』（KADOKAWA）がある。

参考文献

『ボケたくないなら筋トレをやりなさい』(著者 本山輝幸・KADOKAWA)
『感覚神経を鍛えれば 認知症はこわくない』(著者 本山輝幸・健創製薬株式会社)
『専門医が教える 認知症』(著者 朝田隆・幻冬舎)
『筋力トレーニングが高齢者の認知機能に与える影響』臨床スポーツ医学：Vol 29.No6
『簡易な軽度認知障害(MCI)診断ツール：触圧覚を活用したス・マ・ヌ法の提案』
厚生労働統計協会「厚生の指標」第61巻 第6号

STAFF

編集	望月美佳、矢ヶ部鈴香（オフィスアビ）
編集協力	児玉光彦
装丁・デザイン	小倉誉菜、長澤真也、羽田創哉（アイル企画）
イラスト	kabu（合同会社 S-cait）、しとろんゆー
モデル	大橋規子（スペースクラフト）、菊井翔太（プレステージ）
撮影	天野憲仁（日本文芸社）
動画編集	藤澤龍弥
スタイリスト	梶本美代子
ヘアメイク	浜 香奈子（B ★ side）
校閲	玄冬書林
衣装協力	ニューバランスジャパン お客様相談室　0120-85-7120 ALBOVE　03-3862-7891 ミズノ お客様相談センター　0120-320-799

認《にん》知《ち》機《き》能《のう》改《かい》善《ぜん》30秒《びょう》スクワット

2024年12月10日　第1刷発行
2025年 4 月10日　第3刷発行

著　者	本《もと》山《やま》輝《てる》幸《ゆき》
発行者	竹村 響
印刷所・製本所	TOPPANクロレ株式会社
発行所	株式会社日本文芸社 〒100-0003　東京都千代田区一ツ橋 1-1-1 パレスサイドビル 8F

乱丁・落丁などの不良品、内容に関するお問い合わせは小社ウェブサイトお問い合わせフォームまでお願いいたします。
ウェブサイト　https://nihonbungeisha.co.jp/

Printed in Japan 112241127-112250328 Ⓝ 03　(240109)
ISBN 978-4-537-22254-8
(編集担当：上原)